Marion Kohn

Die fünf geistigen Gesetze der Heilung

Marion Kohn

Die fünf geistigen Gesetze der Heilung

Neue medizinische Wege

SILBERSCHNUR

Hinweis:

Die Angaben in diesem Buch sind nach bestem Wissen und Gewissen zusammengestellt. Die beschriebenen Methoden und Mittel stehen in keinem direkten Zusammenhang mit schulmedizinischen Erkenntnissen oder Anwendungsmethoden sowie -ansätzen und möchten auch nicht als solche verstanden werden. Sie sind weder ein Ersatz für Medikamente noch für irgendwelche ärztliche oder psychotherapeutische Behandlungen. Hinsichtlich des Inhaltes dieses Werkes und der darin dargestellten Resultate geben der Verlag und die Autorin weder indirekte noch direkte Gewährleistungen. Demzufolge können und sollen die Inhalte dieses Buches keinen Arztbesuch ersetzen und stellen keine Anleitung zur Selbstdiagnose dar. Empfehlungen hinsichtlich Diagnoseverfahren, Therapieformen oder Ähnlichem werden nicht gegeben. Autorin und Verlag übernehmen somit keinerlei Haftung.

ISBN: 978-3-89845-293-9

1. Auflage 2010

Gestaltung & Satz: XPresentation, Güllesheim
Druck: Finidr, s.r.o. Cesky Tesin

Verlag »Die Silberschnur« GmbH
Steinstraße 1 · D-56593 Güllesheim
www.silberschnur.de · E-Mail: info@silberschnur.de

Inhaltsverzeichnis

Vorwort der Herausgeber:

Ein notwendiges Buch

Wohl zu keiner Zeit wurde die Medizin, die mit rasantem Tempo technische Fortschritte in ihre Heilmethoden integriert, so stark kritisiert wie heute, weil viele Betroffene verstanden haben, dass eine Krankheit nicht nur die Physis betrifft, sondern wesentlich subtiler ist und damit auch schwerer erfassbar.

Die Diplomingenieurin und Heilpraktikern Marion Kohn legt hier ein unserer Meinung nach wichtiges und notwendiges Buch vor, in dem sie die verborgenen Aspekte der verschiedenen Pathologien ausleuchtet.

Dabei geht sie von den von Dr. Hamer empirisch entdeckten fünf "Biologischen Naturgesetzen" aus, die dann in die so genannte "Neue Medizin" eingeflossen sind. Diese Basis und die Geschehnisse um Dr. Hamer waren für die Autorin das auslösende Element, um die Medizin neu zu verstehen und ihre "Heilung durch Vergebung" umzusetzen.

Inzwischen nennt Dr. Hamer seine Entdeckung "Germanische Neue Medizin (GNM)". Das führte zu heftigen Diskussionen und Irritationen. Mit denen möchten wir den Leser in diesem Buch nicht belasten, geht es der Autorin hier doch um eine möglichst objektive Berichterstattung. Der Redlichkeit wegen muss dieser Name allerdings erwähnt werden.

Wir als Silberschnur-Verlag möchten mit diesem Buch Denkanstöße auslösen, die notwendig sind, um Medizin und das damit verbundene Heilen unter einem etwas anderen Blickwinkel zu sehen. Wir sehen diese Veröffentlichung nicht als eine Progagierung von Dr. Hamers politischen Sichtweisen und Einstellungen an.

Was die Autorin Marion Kohn in diesem Buch lehrt, bringt uns dazu, mit gutem Beispiel voranzugehen, indem wir mit der Veröffentlichung ihres Buches die "geistigen Gesetze" anwenden. Es geht darum, jede Seite zu verstehen - eben die geistigen Gesetze anzuwenden und daraus zu lernen. Wir hoffen, dass Sie als Leser, egal, welche Sichtweise Sie bevorzugen, dies auch tun und damit zu einer Heilung des Gesundheitswesens beitragen.

Dass geistige Gesetze auch in der Heilung eine große Rolle spielen können, zeigt die Autorin an vielen Fallbeispielen aus ihrer Praxis, und jeder Leser kann so erkennen, dass Heilen stets auch ein innerer Prozess sein muss.

Und aus diesem Grund ist dies ein notwendiges Buch.

Die Herausgeber

Vorwort
von Prof. Dr. Hans-Ulrich Niemitz

Mit diesem Buch können Sie lernen, dass jede Krankheit neben dem Biologischen auch geistig sinnvoll ist. Das heißt, Sie können das Geschehen verstehen und aus diesem Verständnis heraus Therapieentscheidungen treffen. Und Sie können Entscheidungen treffen, die darüber hinaus das Leben verändern, Ihr eigenes und das gesamte Leben um Sie herum, weil es "geistige" Entscheidungen sind.

Es ist wichtig, dass Sie zum einen die Erkenntnisse von Dr. Hamer kennen bzw. die biologische Grundlage verstehen. Sie wird Ihnen in diesem Buch kurz vorgestellt. Zum anderen ist es wichtig, dass Sie die geistigen Gesetze verstehen lernen. Dazu erhalten Sie in diesem Buch eine ausführliche Erklärung mit vielen Fallbeispielen. Beide "Medizinen" sind jede für sich verstehbar. Zusammen verstanden öffnen sie uns die Tür für ein tiefes, geistiges Verständnis dessen, was wir bisher Krankheit nannten. Das ist neu. Es ist ein Verständnis über die Biologie hinaus.

Worum geht es? Wir Menschen sind nicht nur biologische Wesen. In allem, was wir tun, handeln wir zwangsläufig immer auch kulturell geprägt und geistig, und dabei widerfährt uns Geistiges. Was ist dieses Geistige? Was ist geistig?

Alles, was ***biologisch*** geschieht, ist sinnvoll. Ein Lebewesen weiß biologisch immer, was es tut. Das ist das Prinzip des Lebens. So ist das Leben bzw. so sind die Lebewesen erschaffen.

Dies in aller Klarheit erkannt, gesagt und wissenschaftlich nachgewiesen zu haben, ist das Verdienst von Dr. Hamer. Er hat aus diesen

Erkenntnissen eine Systematik herleiten können für fast alles Geschehen, das wir bisher Krankheit nannten. Krankheit im alten Sinne verstanden als etwas Böses und zu Bekämpfendes gibt es nicht mehr. Es gibt stattdessen nur noch **"Sinnvolle Biologische Sonderprogramme"**; und das "sinnvoll" könnte man hier getrost streichen, denn biologische Programme sind immer sinnvoll!

Wenn z. B. ein Raubtier ein Fluchttier schlägt, dann ist dies biologisch sinnvoll, auch wenn das "Opfer" damit nicht einverstanden sein kann. Das geschlagene Tier ist aus dieser Welt und wird nicht mehr zurückkehren. Wenn ein Muttertier sein Junges an das Raubtier verliert, muss es ein neues Junges bekommen, um seinen biologischen Konflikt zu lösen. Das Muttertier mag um das verlorene Junge trauern, aber bald fordert das neue Junge alles. Biologisch ist die Welt wieder in Ordnung!

Alles, was ***kulturell*** geschieht, ist menschliches Geschehen und von den Menschen gewollt sowie von ihnen ausgelöst. Es hätte auch gar nicht oder ganz anders kommen können. Ein Mensch weiß kulturell nicht immer, was er tut. So ist das leider mit und in der Kultur. Zum Beispiel ist Geld eine der wichtigsten und gleichzeitig am häufigsten unverstandenen Kulturerfindungen der Menschheit. Der Mensch kann etwas Kulturelles wie z. B. Geld als etwas Biologisches interpretieren. Geld kann von einer Person als Nahrung missverstanden werden. Und wenn die Person ihr Geld verliert, kann das einen biologischen Konfliktschock auslösen, den so genannten "Verhungerungskonflikt". In diesem Fall würde die Leber mit Zellwachstum reagieren. Wenn die konfliktaktive Phase des biologischen Sonderprogramms beispielsweise ein Jahr lang laufen würde, wäre in der Natur - rein biologisch - dieser Mensch als Lebewesen nach einem Jahr längst verhungert. In unserer Kultur lebt man Dank der sozialen Unterstützung immer noch, denn Essen ist genug da.

Als betroffene Person nun werde ich mit dem Schicksal hadern. Ich fühle mich als Opfer. Der Täter hat dafür gesorgt, dass ich mein Geld, also die Nahrung, verloren habe. Die kulturelle Lösung, d. h. ich verdiene nun wieder genug Geld oder habe den Gerichtsprozess gewonnen und bekomme mein Geld samt Entschädigung zurück, ist auch die biologische Lösung. Eine Lösung, die nach so langer Laufzeit in der Natur nicht vorkommt. Deshalb laufen Reparatur und Normalisierung der Leber sehr dramatisch und über sehr lange Zeit ab. Eigentlich unnatürlich, aber eben doch biologisch real und deshalb voller Gefahren.

Kultur, also die Möglichkeit der Menschen, unbiologisch zu handeln, beinhaltet etwas Furchtbares: nämlich die Möglichkeit, dass ein Mensch den anderen absichtlich verletzt - dies insbesondere auch psychisch! - oder tötet. Dieses Töten geschieht im Krieg, und das Töten gilt hier als kulturell gewollt. Und dieses Töten geschieht im Frieden als Mord oder Totschlag. Dies gilt als kulturell nicht gewollt und wird im Allgemeinen bestraft. Auch hier - selbst wenn der Täter "korrekt bestraft wird" - kann der Getötete nicht zurückgeholt werden. Die Kultur stößt uns - die wir verletztes Opfer oder Hinterbliebener sind - hier in eine Situation, die wir, wenn wir die Heilung wollen, nur geistig lösen können. Dies ist die grausamste und größte Herausforderung überhaupt, der ein Mensch ausgesetzt sein kann.

Aber auch im scheinbar Kleinen, zum Beispiel in den familiären oder ähnlichen zwischenmenschlichen Beziehungen, die meist ohne gerichtliche Verfahren "irgendwie" ihren Abschluss finden, treten psychische Verletzungen auf, auf die wir mit "Krankheit" reagieren, wenn es uns nicht gelingt, rechtzeitig zu verzeihen.

Unser Anspruch als Mensch ist, geistig zu verstehen, was wir tun, und im geistigen Sinne richtig zu handeln. Darin erfüllt sich der Mensch als Mensch. Zwar weiß ein Mensch nicht immer, was er geistig tut. Aber das Universum weiß es stets! Und es vergisst nichts.

Alles, was ***geistig*** geschieht, ist sinnvoll. Alles hat mit allem zu tun. Dies ist dann keine Phrase, wenn ich verstehen lerne, dass alles, was ich tue, auf alles und damit auch auf das für mich Wichtige wirkt, und dies in vorhersehbarer Weise! Dies verstanden und therapeutisch erfolgreich angewendet zu haben, ist das Verdienst von Marion Kohn, der Autorin dieses Buches. Wenn man die von ihr entwickelten geistigen Gesetze kennt - und diese Gesetze lassen erst erkennen, was "geistig" meint -, dann ist man in der Lage, die bedingungslose Liebe zu leben und selbst seinem scheinbar ärgsten Feind zu verzeihen, um so wieder heil oder gesund zu werden.

Marion Kohn kann erklären, warum man *geistig* in die Lage kommt, einen dramatisch unerwarteten und isolativen Konfliktschock zu erfahren, wodurch das Sinnvolle Biologische Sonderprogramm startet, dessen verschiedene Phasen wir bisher Krankheit nannten. Mein "Feind" als Täter hat eine Aufgabe, welche er unbewusst in bedingungsloser Liebe ausführt. Wenn ich das verstanden habe, habe ich die Aufgabe, selbst in bestimmter Weise ins Mitgefühl und in die bedingungslose Liebe zu gehen.

Ich nehme liebevoll das Schreckliche an. Ich erkenne, dass der Täter nicht anders konnte. Ich kann ihm verzeihen. Und mein Verzeihen - etwas rein Geistiges! - verändert wirklich die Welt um mich herum. Ich finde nach dem Verzeihen wieder zu mir selbst, der Liebe zu mir und der Liebe zu den anderen. Dies erst einmal geistig. Die "Biologie" folgt. Doch den Schritt zum Heilsein gibt es nur durch das Vorwärts des Geistigen.

So zeigen uns die geistigen Gesetze, dass und wie wir handeln können, um gesund zu werden. Ich kann das Richtige tun: für die anderen und für mich, denn ohne mich geht es nicht.

Was ich persönlich aus den geistigen Gesetzen gelernt habe und wie stark es mich verändert hat, das wird im Kapitel "Fallbeispiel von Prof. Dr. Hans-Ulrich Niemitz" deutlich.

Einleitung

Eine erste Frage und eine erste Antwort: Welcher ist der Weg der Heilung? Ich kann Ihnen einen Weg zeigen.

Warum haben Sie ausgerechnet dieses Buch gewählt? Nur zur Information? Oder wissen Sie nicht weiter? Sind Sie innerlich verletzt? Oder sind Sie schon schwerkrank? Welcher Schmerz ist in Ihnen, dass Sie neue medizinische Wege suchen?

Was kann ich für Sie tun, auch wenn ich nicht persönlich bei Ihnen bin? Wäre es schön, wenn Sie wieder Frieden finden würden?

Ich will und kann Ihnen *einen* Weg aufzeigen, wie Sie wieder heil werden können. Heil in Ihrer Seele und damit auch in Ihrem Körper. Sie suchen sich Ihren Weg der Heilung selbst aus.

Mein Weg zu meinem Wissen ist auch Ihre Chance

Mein Weg zu dem, von dem ich in diesem Buch berichten werde, war holprig, schmerzlich, aber auch freudig für mich. Viele meiner Erkenntnisse konnte ich mir erlesen, manches musste ich mühevoll lernen oder entwickeln und alles musste ich mir zusammensuchen und prüfen, ob es zusammenpasst.

Ich wünsche Ihnen von ganzem Herzen, dass Sie es auf Ihrem Weg der Heilung leichter haben als ich. Dieses Buch gibt Ihnen die

Möglichkeit dazu. Wenn Sie sich öffnen und eine *Medizin bedingungsloser Liebe* annehmen, dann haben Sie schon einen riesigen Schritt zur Heilung Ihrer Seele und Ihres Körpers gemacht - aber auch zur Heilung vieler anderer Menschen.

Ein Beispiel zeigt - es geht um geistige Gesetze, d. h. um Gesetzmäßigkeiten, die im Universum wirken.

Vor Jahren nahm Johanna an einem meiner Seminare über Vergebung teil. Dort geschah für mich etwas Einschneidendes. Mir wurde klar, dass die geistigen Gesetze Beachtung verdienen. Sehr viel Beachtung!

Wie ist das zu verstehen?

Johanna wünschte, sich selbst mehr würdigen zu können. Vor allem wollte sie verstehen, warum sie ständig das Gefühl begleitet, andere könnten sie missachten. Während verschiedener Übungen stießen wir auf ein Ereignis aus Johannas Schulzeit. Zwischen dem 6. und 8. Schuljahr bezeichnete ihre Mathematiklehrerin sie häufig als "Schießbudenfigur". Johanna fühlte sich damals tief verletzt. Diese Verletzung empfand sie noch immer bis zu dem Seminar, das sie bei mir gebucht hatte - und sie ist Ende siebzig. Johanna meinte von sich sagen zu können, ein ganz normales Mädchen gewesen zu sein, das ohne Grund von ihrer Lehrerin "Schießbudenfigur" genannt wurde. Warum passiert so etwas?

Ich fragte sie, was gefragt werden musste. Es war nur EINE Frage, aber wohl die richtige. Nicht nur ich fiel fast vom Stuhl, sondern auch die anderen im Seminar und selbstverständlich auch Johanna, als sie ihre Geschichte erzählte. Die Antwort auf meine Frage schickte Johanna auf den Weg der Heilung. Doch auf diesen Fall werde ich erst später näher eingehen (für Neugierige: siehe Fallbeispiel "Schießbudenfigur").

Was kann das Buch für Sie leisten?

Ich werde Sie in diesem Buch Schritt für Schritt dahin bringen, dass Sie erkennen können, was "krank" und auch wieder "heil" machen kann. Sie werden Ihre "EINE Frage" kennen lernen. Doch um Ihnen die geistigen Gesetze erklären zu können, benötigen Sie die biologische Grundlage. Das heißt, Sie müssen wissen, wie wir als biologische Wesen funktionieren. Diese Grundlage geliefert zu haben, ist das Verdienst von Dr. Hamer. Er hat die fünf Biologischen Naturgesetze und dazu vieles mehr entdeckt. Das ist das Biologische, das man wissen sollte. Dann gibt es aber noch das Geistige. Das ist meine Arbeit.

Sie wissen sicherlich, dass auch viele andere Autoren über geistige Gesetze schreiben. Doch die meisten von ihnen wissen nicht oder wollen nicht wissen, dass es noch biologische Naturgesetze gibt. Und das ist fatal für das therapeutische Handeln. Denn therapeutisch ausgelöst kann etwas geschehen, was in Unkenntnis der biologischen Naturgesetze als "Krankheit", sehr oft sogar als Krebs interpretiert wird. Und dabei kann es sein, dass diese "Krankheit" nicht in Verbindung mit der Therapie gebracht wird. Oft wird die Symptomatik erst Tage oder Wochen nach der therapeutischen Maßnahme deutlich.

Weil dem so ist, werden Ihnen in diesem Buch die fünf Biologischen Naturgesetze kurz vorgestellt. Die grundsätzliche Erkenntnis ist, dass Krankheit völlig anders zu verstehen ist, als sie bisher verstanden wurde. Jede Krankheit ist Teil eines Sinnvollen Biologischen Sonderprogramms (SBS)*. Dieses hat zwei Phasen: die konfliktaktive Phase (kalte Krankheit) und die konfliktgelöste Phase (warme Krankheit). Das SBS startet,

---

** Zum besseren Umgang mit den verwendeten Abkürzungen der Fachausdrücke im Buch finden Sie auf der rückseitigen Umschlagklappe ein entsprechendes Verzeichnis.*

wenn das Lebewesen überraschend in eine nur es selbst betreffende existenzielle Konfliktsituation kommt. Dieser Moment heißt das Dirk-Hamer-Syndrom (DHS). Das DHS ist der Dreh- und Angelpunkt sowohl des biologischen (denn hier startet das Biologische) als auch des geistigen Geschehens (denn hier findet geistig ein qualitativer Sprung statt). Dort - im Geistigen - liegt der Ansatzpunkt für meine Arbeit. Dazu gleich mehr im nächsten Absatz.

Nach dem DHS verändert sich je nach Konfliktinhalt ein bestimmtes Organ. Zum Beispiel bewirkt ein Sorgekonflikt um das Kind eine Veränderung an der Brust; der biologische Sinn ist hier, mehr Milch für das Kind produzieren zu können. Dr. Hamer hat in diesem Zusammenhang eine Tabelle erstellt, die für jedes Organ die möglichen Konfliktinhalte benennt, den Ablauf des SBS beschreibt und dessen biologischen Sinn benennt. Um therapeutisch tätig zu werden, ist es nötig, die "Biologie" der Menschen zu verstehen. Und das gelingt bisher nur über die fünf Biologischen Naturgesetze. Eine biologische Konfliktlösung ist fast immer möglich.

Nun zum DHS als Dreh- und Angelpunkt auch des geistigen Geschehens bzw. des "geistigen Sonderprogramms". Ich gebe Ihnen mit den geistigen Gesetzen und einem Verzeihensritual ein Werkzeug an die Hand, um geistig und damit auch grundsätzlich biologisch heil zu werden. Wenn sich eine biologische Konfliktlösung nicht einstellen will, haben Sie mit den geistigen Gesetzen und dem Verzeihensritual die Möglichkeit, trotzdem in Konfliktlösung zu kommen. Und mit Hilfe der geistigen Gesetze können Sie erkennen, dass Sie mehr als "nur Biologie" anwenden müssen, damit Sie auch geistig heil werden. Geistig heil bedeutet, dass keine Rezidive des Konfliktgeschehens auftreten. Es ist sinnvoll, dass Sie erkennen, wie Sie sich Ihre Krankheit bzw. das DHS und Ihre Lebenssituation selbst erschaffen haben und wie Sie es vermeiden können, wieder ähnliche Situationen zu kreieren.

Sie haben dadurch eine Möglichkeit, etwas zu tun, nämlich etwas Geistiges, das Sie wieder heil werden lässt.

Das Herzstück meines Buches sind die Fallbeispiele, an denen Sie die geistigen Gesetze verstehen lernen. Wenn Sie danach sicher mit diesen Gesetzen umgehen können, werden Sie die allgemeinen Überlegungen, die den Fallbeispielen folgen, verstehen können. Die Namen in den Fallbeispielen sind in den meisten Fällen geändert worden.

Ich möchte Sie darauf aufmerksam machen, dass meine Ausführungen und Übungen in diesem Buch nur dazu gedacht sind, Zusammenhänge aufzuzeigen, Erfahrungen zu sammeln und Entspannung zu erfahren. Es werden damit keine medizinischen Ratschläge erteilt, und dieses Buch ersetzt nicht den Besuch bei einem Schulmediziner!

Kapitel 1

VERGEBUNG UND DIE BEDINGUNGSLOSE LIEBE

Die Vergebung

Was ist Vergebung?

Vergebung ist das Wiederbeleben Ihrer weicheren Gefühle, Ihrer Liebe, Ihrer Freundlichkeit, Ihres Seelenfriedens. Es ist die Rückkehr zu Ihrem Schöpfer.

Vergeben heißt nicht dulden. Vergebung ist nicht, Ihrem Täter noch etwas Schlechtes zu wünschen. Vergeben ist vielmehr ein Erkennen. Vergeben, ohne zu erkennen, ist keine richtige Vergebung. Vergeben ist der Abschied vom Opferdasein. Vergeben ist auch die Macht über Ihre eigene Seele, Ihren Körper, Ihre Gedanken und Ihre Gefühle. Vergebung ist Heilung.

Möchten Sie Vergebung?

Vielleicht fragen Sie sich: Was soll mir Vergebung bringen? Was ändert sich dadurch? Das habe ich mich auch immer wieder gefragt, bevor ich angefangen habe, Vergebung zu lernen, zu praktizieren und zu lehren. Ich konnte mir nicht vorstellen, dass sich dadurch etwas ändert. Gehofft hatte ich es aber doch. Könnte es sein, dass man dadurch wieder gesund und heil werden kann?

Wie ich zur Vergebung kam

Nachdem meine geliebte Mutter an Krebs gestorben war, wollte ich wissen, warum Menschen überhaupt an Krebs erkranken. Ich machte mich auf die Suche, um auch die Leere in meinem Herzen auszufüllen. Meinen Beruf als Informatikerin gab ich auf, erlernte den der Heilpraktikerin und machte verschiedene naturheilkundliche Ausbildungen. Dabei lernte ich Gabriele und Wolfgang Weck kennen, die mir den Weg der Vergebung zeigten. Durch sie lernte ich zu erkennen, worin die Liebe überall enthalten ist. Bei Gabriele Weck machte ich die Ausbildung in Lebens-Impuls-Begleitung (LIB).

Was ist Lebens-Impuls-Begleitung?

Die Lebens-Impuls-Begleitung (LIB) ist eine Form der Kurzzeit-Gesprächstherapie in sieben Schritten. Sie führt mit Hilfe der Spiegeltechnik, d. h. die Außenwelt spiegelt mich, zu der eingeschlossenen Wunde der "Erkrankung". Es werden damit ungeklärte zwischenmenschliche Beziehungen aufgedeckt. Die LIB setzt auf der Gefühlsebene an, fragt, warum man krank geworden ist und welche Impulse stecken geblieben sind, die man nicht gelebt hat. Diese Impulse werden in der Therapiesitzung stellvertretend für den Alltag zu Ende gelebt. Man lernt nicht nur für diese Sitzung, sondern für das Leben, wie ein Weg zurück in Gesundheit, Kraft und Freude möglich ist. Die LIB zeigt einen Weg, wie man aus seinem eigenen Gefühl heraus wahrnehmen kann, was jetzt und hier guttut. Es werden Impulse gegeben, zurückzukehren zur eigenen Natürlichkeit. Die Philosophie der LIB geht davon aus, dass alles sinnvoll ist, was geschieht. Immer zeigt mir mein

Gegenüber mit seinem störenden Verhalten meine eingeschlossene Wunde. Über die Spiegelung und die Vergebung wird dadurch ein Weg zur Heilung möglich.

Ich besuchte noch weitere Seminare über Vergebung bei anderen Therapeuten und las viele Bücher über Vergebung, Spiegelung, Ursache und Wirkung.

Das Neue Testament

Durch meine Freundin, die Pfarrerin Katrin, die mir zu dieser Zeit zum Geburtstag ein "Neues Testament" geschenkt hatte, beschäftigte ich mich auch mit der Geschichte um Jesus Christus. Ich werde gelegentlich daraus zitieren.

Ich muss zugeben, ich war als Kind nie in der Kirche gewesen. Als Achtjährige war ich dennoch einmal in der Christenlehre. Denn da fast alle meine Mitschüler dorthin gingen, wollte ich auch wissen, was sie dort taten. So ging ich heimlich hin. Dort bekam ich ein kleines Jesusbild, das mich fesselte und das ich in mein Herz geschlossen habe. Mit meinem Vater gab es deshalb jedoch etwas Ärger, und ich musste das Bild wieder abgeben. Also dachte ich: So ein Bild ist nichts Gutes. Nun, fast 30 Jahre später fesselte mich das "Neue Testament" mit den Lehren von Jesus Christus erneut. Ich möchte an dieser Stelle betonen, dass ich weder einer Kirche noch einer Sekte angehöre, sondern ich habe lediglich das Neue Testament mit dem Herzen gelesen.

Je mehr ich mir die anderen Gläubigen jedoch betrachtete, desto mehr fragte ich mich, was sie die ganzen Jahre gelernt hatten. Wo ist die Liebe, wo ist die Vergebung? Wir werfen ja immer noch alle mit Steinen wie in dem Gleichnis aus der Bibel über die Ehebrecherin. Jesus sagte zu den Menschen: "Wer von euch noch nie gesündigt hat, der soll den ersten Stein auf sie werfen."

Und egal, ob diese Geschichte tatsächlich so stattgefunden hat oder nur Gleichnischarakter hat, so muss doch jemand die Weisheiten in die Bibel bzw. das Neue Testament geschrieben haben. Jesus Christus ist das Sinnbild für die Liebe - die bedingungslose Liebe. Aber was ist bedingungslose Liebe?

* * * * *

Die Liebe – die bedingungslose Liebe

Verstehen die Menschen unter Liebe wirklich das, was Liebe ist?

Sieht man im Internet bei Wikipedia nach, wie Liebe definiert wird, bekommt man folgende Antwort:

Liebe (von mhd. *liebe* "Gutes, Angenehmes, Wertes") ist im engeren Sinne die Bezeichnung für die stärkste Zuneigung, die ein Mensch für einen anderen Menschen zu empfinden fähig ist. Analog wird dieser Begriff auch auf das Verhältnis zu Tieren oder Sachen angewendet. Im weiteren Sinne bezeichnet Liebe eine ethische Grundhaltung ("Nächstenliebe") oder die Liebe zu sich selbst ("Selbstliebe").

Im ersten Verständnis ist Liebe ein mächtiges Gefühl und mehr noch eine innere Haltung positiver, inniger und tiefer Verbundenheit zu einer Person, die den reinen Zweck oder Nutzwert einer zwischenmenschlichen Beziehung übersteigt und sich in der Regel durch eine tätige Zuwendung zum anderen ausdrückt. Hierbei wird nicht unterschieden, ob es sich um eine tiefe Zuneigung innerhalb eines Familienverbundes ("Elternliebe") handelt, um eine enge Geistesverwandtschaft ("Freundesliebe") oder ein körperliches Begehren ("geschlechtliche Liebe"). Auch wenn Letzteres eng mit Sexualität verbunden ist, bedingt sich auch im letzten Fall beides nicht zwingend (zum Beispiel so genannte "platonische Liebe").

Ist das wirklich Liebe? Oder ist es eher eine Kombination aus "Liebe" mit Angst, Abhängigkeit, Kontrolle, Bindung und Ähnlichem? Ist sie vielleicht sogar ein Handel? Wenn du nett zu mir bist, dieses oder jenes für mich tust, dann liebe ich dich. Und wenn ich dich liebe, dann musst du mir auch treu sein, mir Zuwendung geben, mich versorgen, mir etwas bieten ...

Die wahre Liebe ist bedingungslos.

Die Liebe, die der bedingungslosen Liebe am nächsten kommt, ist, von wenigen Ausnahmen abgesehen, die Mutterliebe. Eine Mutter liebt ihr Kind, egal, wie es ist oder was es tut. Doch im Allgemeinen haben die Menschen die bedingungslose Liebe vergessen. Das ist das Übel, eine Verstrickung in Angst, Krankheit, Leid, Schmerz und Unglück.

Die bedingungslose Liebe ist die am höchsten schwingende Kraft und positive Macht des gesamten Universums. Sie ist eine Kraft und Macht, die niemals missbraucht werden kann. Sie ist einfach da, überall und bedingungslos. Sie gilt nicht nur für bestimmte Personen, sondern ist viel eher ein Zustand. Dabei ist sie nicht unpersönlich, sondern eher überpersönlich. Entweder man liebt bedingungslos - oder man tut es nicht. Die bedingungslose Liebe unterscheidet nicht zwischen den Menschen. Sie kann auch nicht enttäuscht werden, weil sie keine Erwartungen hat. Mit ihr macht man keinen Unterschied. Mit ihr liebt man auch die "Feinde", die "Täter", die, "die scheinbar weniger Wert haben", die, die anders sind. Es gibt mit der bedingungslosen Liebe nicht mehr die, "die anders sind". Die bedingungslose Liebe ist rein und nicht polar, sie urteilt und wertet nicht, erwartet nichts und fordert nichts. Sie ist einfach da und mit dem Verstand nicht fassbar.

Die bedingungslose Liebe ist heilend und reinigend. Fast jede Mutter hat dieses Phänomen mindestens einmal erlebt, wenn sie ihr Kind voller Liebe in den Armen hält und betet, wenn es krank ist, damit es wieder gesund werde. Diese bedingungslose Liebe kann jeder Mensch für sich selbst nutzen. Mit dieser Liebe können sich die Beschwerden, die Schmerzen, das Leid, die Krankheit und die Probleme lösen. Mit der bedingungslosen Liebe verändern Sie sich, Ihr Erleben, Ihr Umfeld, die Welt.

Die bedingungslose Liebe ist der Himmel auf Erden. Es ist der Zustand, der im Neuen Testament von Jesus Christus als "Himmelreich" oder das "Reich Gottes" bezeichnet wird. Sie wirkt immer und überall.

Wie weiter?

Nun kannte ich zwar die Vergebung, die Spiegelung und andere geistige Weisheiten, aber warum man an Krebs erkrankt und daran stirbt oder wie man wieder heil werden kann, das hatte ich noch nicht verstanden.

★ ★ ★ ★ ★

Wollen Sie wissen, was Sie heil machen kann?

Während meiner Ausbildungen durfte ich lernen und erfahren: Wenn ich mich als Therapeut auf den Sockel stelle, dann werde ich die Seele meines Patienten nicht erreichen, was für eine Heilung aus meiner Sicht notwendig ist. Es stellte sich mir die Frage, wie ich heil werden will, wenn ich selbst als Patient den Arzt, den Heilpraktiker, den Therapeuten auf den Sockel stelle? Kann es sein, dass er mich in meiner Seele überhaupt nicht berühren kann, damit ich wirklich gesund/heil werde?

Ist es sinnvoll, wenn Sie bestimmte Symptome haben, dass Sie sich schnell vom Therapeuten eine Pille verschreiben lassen, um das Symptom zu bekämpfen? Lassen Sie sich auch ein Pflaster von der Autowerkstatt auf die leuchtende Benzinlampe in Ihrem Auto kleben? Wäre das sinnvoll? Oder ist es sinnvoller, nach der Ursache zu suchen und sie zu beheben, nämlich einfach tanken zu fahren. Dazu müssten Sie allerdings erst einmal wissen, dass man bei einer leuchtenden Benzinlampe tanken muss. Könnte es nun sein, dass es genauso logisch ist, gesund zu werden?

Brauchen Sie noch Medikamente und eine Medizin, bei der Sie sich sozusagen das "Pflaster auf die Benzinlampe" kleben lassen? Sicher ist so etwas in Notsituationen wichtig und notwendig. Aber muss es wirklich eine Dauerlösung sein?

Sind Sie schon einer der Patienten, die wirklich wissen wollen, *warum* Sie "krank" geworden sind, und wollen Sie es auch tatsächlich ändern?

Ich bin bei weitem nicht die Erste, die über die Zusammenhänge von Körper, Geist und Seele schreibt, es gibt sicher Tausende von Büchern darüber. Viele Menschen haben wundervolle Diagnose- und Therapiemethoden entwickelt. Die Alternativmedizin hat viel zu bieten. Die Ernährungs- und Vitalstoffkunde hat ihren Platz. Die Schulmedizin kann erstaunliche Erfolge vorweisen, vor allem die Chirurgie oder die Notfallmedizin. Wundervolle Entdeckungen zur Diagnostik und Therapie wurden gemacht. Wichtige Medikamente wurden von der Pharmaindustrie entwickelt, und auch die Psychologie hat bisher vielen Menschen helfen können. Die Energiemedizin schreitet voran. Es wird meditiert, positiv gedacht, und auch andere

Entspannungstechniken werden praktiziert. Auf die Ernährung und gesundes Wasser wird geachtet. Daneben wurden bereits viele Bücher über die seelische Ursache einer Erkrankung geschrieben. - Alle haben ihre Berechtigung. Alle diese Menschen verdienen Dank.

Aber eine Antwort auf meine innere Frage, warum man an Krebs erkrankt und wie man wieder heil werden kann, gaben mir bisher nur die Bücher über die fünf Biologischen Naturgesetze.

★ ★ ★ ★ ★

Kapitel 2

DIE BIOLOGISCHE GRUNDLAGE

Die fünf Biologischen Naturgesetze und viele andere zugehörige medizinische Erkenntnisse - entdeckt von Dr. Hamer - erklären die Entstehung von Krebs und vielen anderen so genannten Erkrankungen. Ohne dieses Wissen können Krankheit und Krebs nicht verstanden werden, und Dr. Hamer hat eine Tabelle - die "Wissenschaftliche Tabelle" - erstellt, in der fast jede Erkrankung beschrieben ist. Wenn Sie mehr zum Thema wissen wollen, empfehle ich Ihnen, die Originalliteratur zu studieren.

Erst nachdem ich die fünf Biologischen Naturgesetze kennen gelernt hatte, verstand ich, warum meine Mutter an Krebs erkrankt und gestorben war. Ich verstand auch das biologische Geschehen bei meinen Patienten ***und*** konnte ihnen deshalb geistig und biologisch helfen. Dies ist etwas völlig Neuartiges.

Damit Sie die geistigen Gesetze besser verstehen, folgt zunächst eine kurze Einführung zu den fünf Biologischen Naturgesetzen.

Glaubte man bisher, dass Krankheit etwas Unnormales, etwas Schlechtes, etwas Böses, etwas zu Bekämpfendes, etwas zu "Besiegendes" sei, so wissen wir nun: Jede "Krankheit" ist Teil eines Geschehens, das Hamer ***Sinnvolles Biologisches Sonderprogramm (SBS)*** genannt hat. "Sinnvoll" deshalb, weil dieses Geschehen bei den betroffenen Lebewesen die Chance erhöht, eine unnormale, gefährliche Situation - sozusagen eine Panne - zu überleben.

Das Sinnvolle Biologische Sonderprogramm (SBS) besteht aus zwei Abschnitten. Nach dem ***biologischen Konfliktschock*** (auch ***DHS***, was dies genau ist, wird gleich erklärt) startet der erste Teil des Sonderprogramms, die ***konfliktaktive Phase*** *(*auch ***ca-Phase****)*. Hier wird das Lebewesen durch unnormale, d. h. besondere Maßnahmen fit gemacht, in dem Konflikt zu bestehen. Zum Beispiel vergrößern sich die Brustdrüsen einer Frau, die in "konfliktaktiver" Sorge um ihr Kind ist: Größere Brustdrüsen bedeuten mehr Milch für das Kind und eine größere Überlebenschance - hier für das Kind. Der Schulmediziner diagnostiziert hier Brust(drüsen)krebs.

Der zweite Teil des Sonderprogramms, die ***Heilungsphase*** (***pcl-Phase***) startet nach der Lösung des Konflikts. Nun muss das Lebewesen wieder zur Normalität zurückkehren. Dies dauert im Allgemeinen in etwa so lange, wie die konfliktaktive Phase andauerte. Hier wird das rückgängig gemacht, was zuvor an Unnormalem im Körper auf- oder auch abgebaut wurde bzw. anderweitig verändert worden ist. Beim genannten Beispiel wäre das eine Brustdrüsen-Tbc, die der Schulmediziner hier diagnostizieren würde (besser: müsste). Hier bauen die Mikroorganismen sozusagen als Mikrochirurgen nach und nach das überflüssige Gewebe, den "Tumor", wieder ab, was eben seine Zeit dauert. Am Ende des Sonderprogramms (bei Vorhandensein der Mikroben) ist bei unserem Beispiel die Frau wieder heil, und zwar "vollständig" heil, d. h. alles ist biologisch betrachtet wieder wie zuvor oder sogar verbessert.

Das Sinnvolle dieses Geschehens zu entdecken war deshalb so schwierig, weil wir Menschen spezielle Lebewesen, nämlich kulturelle und nicht nur natürliche Lebewesen sind wie alle anderen. Wir Menschen übersetzen sehr viele unserer kulturellen Konfliktschocks in biologische Konfliktschocks. So kann zum Beispiel eine menschliche Mutter in Sorge um ihre erwachsene (!) Tochter Brustkrebs bekommen bzw. ... HALT! So dürfen wir nicht mehr denken und reden, sondern wir müssen, um es biologisch richtig zu erfassen, sagen: So kann zum

Beispiel eine menschliche Mutter nach dem biologischen Konfliktschock ("Mein Kind beendet sein Studium nicht, verlässt uns und studiert ein windiges Fach.") in Sorge um ihre erwachsene (!) Tochter ein Sinnvolles Biologisches Sonderprogramm (SBS) starten, das dem Konfliktinhalt "Sorge um mein Kind" zugeordnet ist. Dies zu wissen öffnet erst den Blick für die vielen scheinbar sinnlosen Krebserkrankungen bzw. richtig gesagt: für das uns sinnlos erscheinende Geschehen der Sinnvollen Biologischen Sonderprogramme. Vieles lässt sich auch nur dann deuten, wenn man das Geschehen entwicklungsgeschichtlich interpretiert. Ein bestimmtes Verhalten und damit auch bestimmte Sonderprogramme tragen wir noch von unseren Vorfahren aus den Urzeiten in uns, als wir Urtierchen oder Wassertiere waren. Auch hier entschlüsselt sich dann der ursprüngliche Sinn des Geschehens bestimmter Sonderprogramme.

Es gibt fünf Biologische Naturgesetze, die im Prinzip vollständig das Geschehen beschreiben bzw. - wie es sich für Naturgesetze gehört - das Geschehen vorhersagbar machen.

Das fünfte (oder »nullte«) Biologische Naturgesetz

Das fünfte Gesetz könnte man auch als das "nullte", weil grundlegende Gesetz (die "Quintessenz") ansehen; es ist:

Das Gesetz vom Verständnis einer jeden so genannten Krankheit als Teil eines** (entwicklungsgeschichtlich verstehbaren) **Sinnvollen Biologischen Sonderprogramms der Natur

Zum ersten Biologischen Naturgesetz

Vorrede: Das erste Biologische Naturgesetz wurde von Dr. Hamer als Erstes entdeckt, und zwar als er die Zweiphasigkeit des Geschehens (zweites Biologisches Naturgesetz) noch nicht formuliert hatte und er auch noch nicht wusste, dass er eigentlich für alle Krankheiten und nicht nur für die Krebserkrankungen die Erklärung gefunden hatte. Die Regelhaftigkeit bzw. Gesetzmäßigkeit des Geschehens hatte ihn so beeindruckt, dass er das erste biologische Naturgesetz - eigentlich etwas unglücklich, weil es ja um etwas Biologisches geht - **"DIE EISERNE REGEL DES KREBS"** nannte.

Wie gesagt startet ein SBS immer mit einem biologischen Konfliktschock. Dr. Hamer hat ihm den Namen ***Dirk-Hamer-Syndrom (DHS)*** gegeben zu Ehren seines de facto ermordeten Sohnes. Der Tod seines Sohnes war der erste als DHS erkannte Biologische Konfliktschock und traf den Vater, Dr. Hamer. Das DHS ist der Dreh- und Angelpunkt eines jeden Sonderprogramms. *Nicht jeder Konflikt startet das SBS, sondern nur ein DHS!*

Das DHS und die drei Ebenen (das erste Kriterium)

Das DHS ist ein allerschwerster, hochakut-dramatischer und isolativer Konflikt-Erlebnisschock, der das Individuum auf dem falschen Fuß erwischt. Das heißt, nach diesem Schock ist die Welt des betroffenen Individuums eine andere. Nichts ist mehr so, wie es war. Oft meint das Individuum, und dies meist zurecht, es bestehe nun Lebensgefahr. Das Schockerlebnis geschieht schlagartig, innerhalb einer Sekunde, und das Individuum hat keine Zeit, sich vorzubereiten. Der Konflikt erwischt es völlig überraschend, und es fühlt sich mit dem Konflikt ganz allein. Niemand kann ihm helfen, es muss - und kann auch nur - den Konflikt ganz alleine lösen. Meist schämt es sich auch noch, manchmal so sehr, dass es den Konflikt sogar vor sich selbst verbirgt (dies sehr oft bei so genannten Selbstwerteinbruchkonflikten).

Die "unnormalen" Veränderungen im Verlauf des SBS - vom DHS an - sind auf drei Ebenen zu erkennen und laufen auf diesen drei Ebenen gleichzeitig. Diese Ebenen sind

Psyche: Verhalten, Handeln, Gefühle wie Dauerstress (***Sympathicotonie*** in der ca-Phase mit Zwangsdenken, kalte Hände und Füße, kein Appetit mehr, Gewichtsabnahme) und Entspannung (***Vagotonie*** in der pcl-Phase, Ende des Zwangsdenkens, warme Hände und Füße, manchmal Fieber, Appetit und Gewichtszunahme).

Gehirn: Veränderungen an den so genannten Gehirnrelais. Das sind die den Organen jeweils zugeordneten Stellen im Gehirn, die auf das Organ wirken. Diese Relais zeigen im Gehirn-CT erkennbare Veränderungen, die wiederum erkennen lassen, welches der Konfliktinhalt ist und ob der Konflikt schon gelöst ist. In der ca-Phase sieht man "***Schießscheiben***", in der pcl-Phase Gehirnschwellungen, d. h. ***Ödeme*** (in der Schulmedizin Gehirntumore genannt). Diese Relais heißen ***Hamersche Herde (HH)***, wenn sie vom SBS betroffen sind.

Organ: Dieses verändert sich in sinnvoller Weise, wie schon angedeutet. Auch vom Organ her lässt sich erkennen, was der Konfliktinhalt ist und ob der Konflikt schon gelöst ist.

Der Konfliktinhalt bestimmt den Ort der Schießscheibe (HH) im Gehirn und das Organ (das zweite Kriterium)

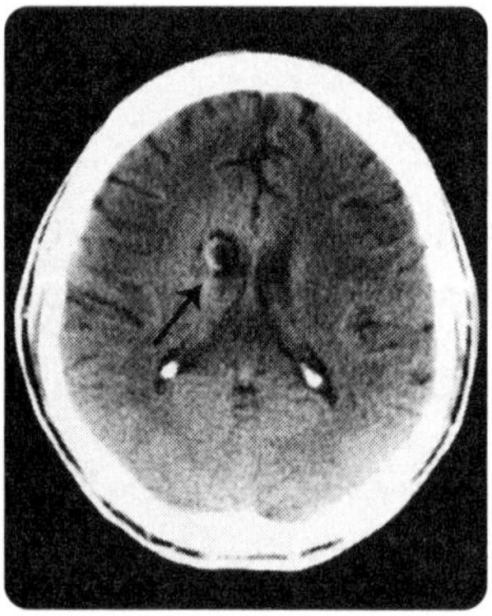

Foto von Gehirn-CT mit sichtbarer Schießscheibe

Im Moment des DHS bestimmt der biologische Konflikt - gemäß seinem Konfliktinhalt -, wo sich etwas im Gehirn ändert (Schießscheibe) und welches Organ betroffen ist. Eine solche Schießscheibe ist im folgenden Gehirn-CT zu sehen.

Das heißt, zu jedem Konfliktinhalt gehört ein ganz bestimmtes SBS und eine ganz bestimmte Stelle im Gehirn. Man kann nun nicht nur die Art des Biologischen Konfliktes bzw. den Konfliktinhalt aus dem Gehirn-CT erkennen oder welches Organ betroffen ist, sondern auch gleichsam herausfinden, ob das SBS (oft sind es mehrere!) in der konflikt-aktiven Phase (ca-Phase mit Schießscheibe) oder schon in der Heilungsphase (pcl-Phase mit Ödem) ist.

Auf den drei Ebenen geschieht alles synchron (das dritte Kriterium)

Der Verlauf des SBS ist auf allen drei Ebenen (Psyche, Gehirn, Organ) vom DHS bis zur Konfliktlösung (**Conflictolyse** = **CL**) und epileptischer/***epileptoider Krise**** auf dem Höhepunkt der pcl- (Heilungs-) Phase und bei der Rückkehr zur Normalisierung (**Normotonie**) SYNCHRON!

Wie ist das "SYNCHRON" zu verstehen? Das, was wir an Veränderungen in Psyche, Gehirn und Organ beobachten können, geschieht

* *Was die epileptoide Krise ist, wird im zweiten Gesetz erklärt. Vorab: Es ist die Heilungskrise in etwa der Mitte der Heilungsphase.*

gleichzeitig wie von einem Taktgeber vorgegeben! Es gibt keine Wechselwirkung zwischen Psyche, Gehirn und Organ, wie in der Psychosomatik der Schulmedizin für Psyche und Organ angenommen, sondern es gibt nur EIN GESCHEHEN, letztlich von der Psyche bestimmt. Denn die Psyche macht uns als Lebewesen, das EIN Lebewesen ist, aus. Das unterschiedliche Geschehen in Psyche, Gehirn und Organ ist Ausdruck EINES Geschehens.

Diese Synchronizität und ihre Bedeutung wird bei der Beschreibung des zweiten Biologischen Naturgesetzes klar werden.

Das zweite Biologische Naturgesetz ist:

das Gesetz von der Zweiphasigkeit aller Sinnvollen Biologischen Sonderprogramme (SBS), sofern es zur Konfliktlösung (CL) kommt.

Früher beschrieb man einige hundert "kalte Krankheiten" und ebenso einige hundert "heiße Krankheiten". Bei den kalten Krankheiten hatten die Patienten kalte Haut, kalte Extremitäten, waren im Dauerstress, nahmen an Gewicht ab und hatten Einschlaf- und Durchschlafstörungen. Bei den heißen Krankheiten hatten die Patienten warme oder heiße Extremitäten, meist Fieber, einen guten Appetit, waren aber schlapp und müde.

Es ist offensichtlich, dass früher nicht erkannt worden ist, dass "Krankheiten" nur Phasen eines SBS sind. Hätte man genauer hingeschaut, hätte man erkennen können, dass vor jeder heißen Krankheit eine bestimmte kalte Krankheit abgelaufen war - und auch umgekehrt: Wenn der Patient seinen Konflikt gelöst hatte, folgte auf eine kalte Krankheit immer eine bestimmte heiße Krankheit.

So ist es auch zwangsläufig so, dass sich im Gehirn in beiden Phasen der Hamersche Herd an derselben Stelle, eben dem Ort des Relais befindet. In der konfliktaktiven Phase (ca-Phase) sieht man die Schießscheibe, d. h. scharf markierte konzentrische Kreise, und in der konfliktgelösten Phase ist der Hamersche Herd aufgequollen, also ödematisiert.

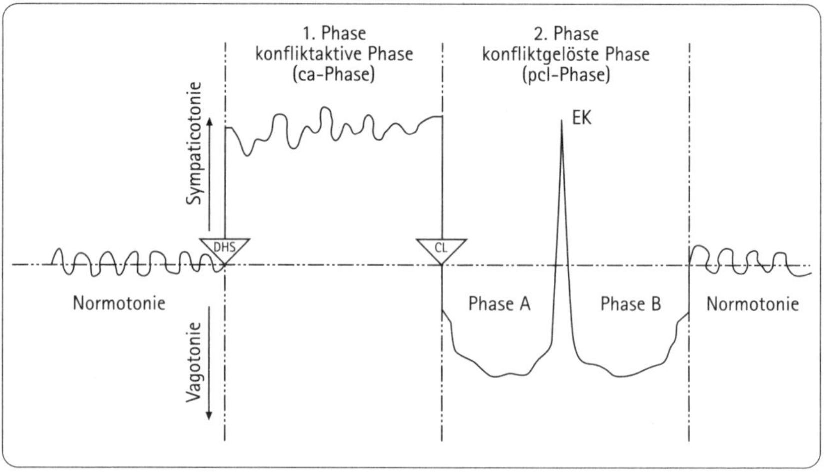

Schema der Zweiphasigkeit des Sinnvollen Biologischen Sonderprogramms mit den zwei Phasen Konfliktaktivität (ca-Phase) und Heilungsphase (pcl-Phase) gemäß GNM

Das Bild bzw. die Kurve zeigt Folgendes: Vor dem DHS ist alles normal. Es herrscht der normale Tag-Nacht-Rhythmus von Sympathicotonie (eine Art Stress) und Vagotonie (eine Art Entspannung). Ab dem DHS herrscht Dauersympathicotonie (ca-Phase) – dies bis zur ***Konfliktlösung (CL)***. Dann kommt die Dauervagotonie (pcl-Phase). An ihrem Tiefpunkt am Ende der pcl-Phase A wird die Dauervagotonie durch die Heilkrise, d. h. die epileptische bzw. ***epileptoide Krise (EK)*** oder sympathicotone Zacke unterbrochen. In diesem Moment, in dem im Gehirn die Schwellung, also das Ödem und gegebenenfalls auch die Schwellung im

"Wundheilungsprozess", am Organ am größten ist, schlägt das Geschehen um. Der Organismus krampft kurzzeitig und presst einen Großteil der Flüssigkeit der Ödeme aus (so genannte Pinkelphase). Dann läuft in der Dauervagotonie die pcl-Phase B - die Ödeme schrumpfen nun - bis zum Erreichen der Normalität oder Normotonie.

Das Geschehen läuft - wie schon gesagt - auf allen drei Ebenen synchron. In der ca-Phase ist das Hirn derart betroffen, dass man die Schießscheiben sehen kann. Je stärker das DHS war, desto größer ist die Schießscheibe. Am Organ schreiten je nach Gewebeart (Keimblattzugehörigkeit) die Veränderungen fort - entweder Zellplus ("Tumor") oder Zellminus (Ulcera bzw. Nekrose) oder eine andere Funktionsveränderung. Wenn sich der Konflikt löst, dann auf allen drei Ebenen sofort und zugleich: Die Psyche entspannt, das Gehirn bekommt Ödeme, das Organ beginnt die Reparatur. Wenn es ein Rezidiv (also eine erneute Konfliktaktivität) gibt, dann fällt das betroffene Individuum auf allen drei Ebenen wieder in die Konfliktaktivität: Die Psyche ist wieder im Stress, das Gehirn zeigt die Schießscheibe und die Ödematisierung stoppt, das Organ stoppt die Reparatur und agiert so, wie es in der Konfliktaktivität normal ist. Rezidive sind gefürchtet, weil sie durch das Hin und Her Gehirn und Organ gewebemäßig überfordern können.

Die epileptoide Krise (EK) ist ein wichtiger und entscheidender "Punkt". Denn sie ist einerseits der Übergang zur endgültigen Heilung bzw. Normalität. Alle Ödeme bzw. Schwellungen haben danach ihre maximale Größe überschritten. Andererseits ist sie der Punkt, an dem das Lebewesen sozusagen einer letzten Prüfung unterzogen wird, ob es wieder leben darf oder zu lange konfliktaktiv war. So "grausam" bzw. eben gesetzmäßig ist die Natur. Wer den Konflikt zu spät löst, begibt sich in Gefahr. Manchmal darf man deshalb den Konflikt nicht lösen!

In der Sekunde des DHS kann eine so genannte *Schiene* gelegt werden. Das Lebewesen bemerkt *und merkt sich unbewusst für den Rest seines Leben* in der Sekunde des DHS alle Nebenumstände wie bei einer Blitzlichtaufnahme. Seien es Töne, Gerüche, Geschmack oder andere Empfindungen. Tritt einer dieser Nebenumstände wieder auf, reicht dies, ein Rezidiv des Gesamtkonflikts mitsamt abschließender pcl-Phase auszulösen. Alle Allergien lassen sich solch einem Geschehen zuordnen.

Wichtig ist - neben dem Alter, dem Geschlecht, der hormonellen Lage (Antibabypille, Eierstockbestrahlung, Klimakterium) - auch die Händigkeit des Patienten. Je nachdem, welche Hand die führende ist, reagieren Lebewesen ganz verschieden bzw. ordnen sich bestimmte Konflikte anderen Organen bzw. einer anderen Körperseite zu. Die Bestimmung der Händigkeit kann man über einen einfachen Klatschtest herausfinden. Das heißt, klatscht man wie im Theater Beifall, dann bestimmt die obenliegende Hand die Händigkeit. Liegt also die linke Hand oben, dann ist man linkshändig und liegt die rechte Hand oben, dann ist man rechtshändig.

Das dritte Biologische Naturgesetz betrifft:

das ontogenetisch bedingte System der Sinnvollen Biologischen Sonderprogramme (SBS) der Krebs- und Krebsäquivalente (Krebs-SBS und Krebsäquivalent-SBS). Krebsäquivalente sind SBS ohne Tumor und ohne Ulcera, nur mit Funktionsänderung.

Man weiß - von den Forschungen der Embryologie her -, dass die Säugetiere aus drei Keimblättern aufgebaut sind bzw. aus diesen bestehen: aus dem inneren, dem mittleren und dem äußeren Keimblatt bzw. dem *Entoderm, dem Mesoderm und dem Ektoderm*. Diese bilden sich zu Beginn der Entwicklung des Embryos, und aus ihnen leiten sich alle Organe ab. Viele Organe bestehen aus Anteilen von mehreren Keimblättern. Jede Zelle bzw. jedes Organ oder Organteil kann man einem dieser Keimblätter zuordnen. Man ordnet deshalb alle so genannten Krankheiten nach Keimblattzugehörigkeit.

Ordnet man all die verschiedenen Geschwülste, Schwellungen, Nekrosen und Ulcera gemäß ihrer Entwicklungsgeschichte bzw. gemäß ihrer Keimblattzugehörigkeit, dann stellt man Folgendes fest: Die "Krankheiten" mit gleicher Keimblattzugehörigkeit (beim mittleren Keimblatt noch unterschieden zwischen der vom Kleinhirn gesteuerten und der vom Großhirnmarklager gesteuerten Mesoderm-Zugehörigkeit) weisen auch noch andere gemeinsame Eigenschaften und Besonderheiten auf. So gehören zu jedem dieser Keimblätter entwicklungsgeschichtlich bedingt

- ein spezieller Gehirnteil,
- eine bestimmte Art von Konfliktinhalt,
- eine bestimmte Lokalisation im Gehirn,
- eine ganz bestimmte Histologie,
- spezifische keimblattverwandte Mikroben.

Darüber hinaus hat jede so genannte Krankheit - in Wirklichkeit Sinnvolles Biologisches Sonderprogramm der Natur - einen entwicklungsgeschichtlich verstehbaren biologischen Sinn.

Zuerst hatte man unter Krebs einen Tumor verstanden, der eben starke Zellvermehrung (Zell-Plus) zeigt. Man glaubte, dass diese "Krebszellen" des Tumors wegschwimmen und an anderen Stellen des Körpers Tochtergeschwülste zum Wachsen bringen können. So erklärte man die "Metastasen". ***Metastasen gibt es nicht!*** Sie sind Zweit- oder auch Drittkonflikte. Bei den Menschen sind die meisten "Metastasen" - also Zweit-SBSe - von Ärzten verursacht. Man denke an Sätze wie "Im Juli sind Sie doch schon tot" oder "Sie sollten ein Testament machen. Oder wissen Sie nicht, wie krank Sie sind?" Solche Sätze lösen dann Todesangst und damit "Lungenherdkrebs" aus.

Das vierte Biologische Naturgesetz betrifft:

Das ontogenetisch-bedingte System der Mikroben

Die Mikroben spielen eine ganz andere Rolle als die, die man ihnen bisher zugedacht hat. Sie sind nicht Verursacher von Krankheiten, sondern sie sind Optimierer in der Heilungsphase.

Das vierte Biologische Naturgesetz besagt, dass die Mikroben den drei Keimblättern zugeordnet sind. Denn zu jeder keimblattverwandten Organgruppe gehören auch spezifische keimblattverwandte Mikroben. Sie sind unsere treuen Spezialarbeiter, die wie alles andere - siehe die anderen Biologischen Naturgesetze - gleich mit einprogrammiert worden sind.

Der Zeitpunkt, ab dem die Mikroben reparieren, d. h. von Beginn der pcl-Phase an, ab der sie beim Heilungsprozess helfen dürfen, hängt nicht, wie bisher fälschlicherweise angenommen, von äußeren Faktoren ab, sondern wird allein von unserem Computer Gehirn bestimmt.

Ein Beispiel:
Die Mutter eines Säuglings bekommt Brustdrüsenkrebs. Was war zuvor geschehen? Ihr war das Kind aus dem Arm gefallen. Es schlug auf dem Boden auf und war eine Zeit lang bewusstlos gewesen. In diesem Moment erlitt die Mutter ein DHS, d. h. hier einen Mutter/Kind-Konflikt (*Psyche*), sie hatte eine Schießscheibe im Kleinhirn (*Hirn*) (in diesem Fall nicht aufgezeichnet), und als Rechtshänderin begann bei ihr in der linken Brust (die linke Seite ist die "Kindseite") die Vermehrung des Brustdrüsengewebes, d. h. in der linken Brust wuchs ein "adenoider Brustdrüsenkrebs" (*Organ*).

Das, was der Organismus der Mutter hier macht, ist nicht sinnlos! Der Sinn des zusätzlichen Brustdrüsengewebes ist, dem Säugling, dem es ja nun infolge des Unfalls schlecht geht, dadurch helfen zu können, dass er mehr Milch bekommen kann. Der Organismus der Mutter versucht, den Schaden auszugleichen. Also: Obwohl die Mutter scheinbar eine kranke linke Brust hat ("Brustkrebs"), kann auf dieser Seite die Brust mehr Milch geben als zuvor. Und dies, obwohl - der Kenner weiß, ***weil*** - sie in der Sympathicotonie, also in der konfliktaktiven Phase ist.

Solange der Konflikt andauert, wächst der "Brustdrüsentumor". Damit kann immer mehr Milch hergestellt werden. In dem Moment, in dem die Mutter weiß, dass der Säugling wieder ganz in Ordnung ist, löst sich der Konflikt (CL). Das Brustdrüsenwachstum hört sofort auf.

Sie können also sehen: Die bisher als Krankheiten bezeichneten Veränderungen sind genau des Gegenteil von Krankheit. Diese Veränderungen sind ein sinnvoller Vorgang, ein sinnvolles Zusammenspiel der Natur, hier z. B. zwischen Mutter und Kind. Und: Wenn Sie die fünf Biologischen Naturgesetze kennen, dann wissen Sie, was im Falle einer "Erkrankung" zu tun ist, um biologisch wieder gesund zu werden. Was Sie darüber hinaus noch tun können, lernen Sie in diesem Buch.

Eine Anmerkung zum Zusammenhang zwischen den biologischen und den geistigen Gesetzen

Bisher fragte sich, so scheint mir, niemand, warum man sich gerade diesen Konflikt und nicht einen anderen - und damit oft ein bestimmtes Krebsgeschehen - einfängt. Dies zu klären weckte meinen Forschergeist. Die geistigen Gesetze beantworten diese Frage, und sie lassen einen die Biologischen Naturgesetze neu betrachten, wie Sie in den folgenden Kapiteln werden lesen können.

Das erste biologische Naturgesetz besagt, dass man einen biologischen Konfliktschock (DHS) zufällig bekommt und damit auch das folgende Sinnvolle Biologische Sonderprogramm (SBS) - im Volksmund und bei fast allen Ärzten und Therapeuten noch als Krebsgeschehen interpretiert. "Ein DHS ist ein schwerer, hochakut-dramatischer und isolativer Konfliktschock, der das Individuum *'auf dem falschen Fuß erwischt'*". Es ist richtig: Das Individuum wird auf dem falschen Fuß erwischt. **Für das Individuum stellt sich dieses Geschehen (DHS) als zufällig dar.** Nach den geistigen Gesetzen ist das Geschehen (DHS) jedoch geistig-gesetzmäßig und deshalb nicht zufällig, aber dennoch schwer, hochakut-dramatisch und eben "auf dem falschen Fuß". Qualitativ ist der biologische Konfliktschock vorhersagbar, aber nicht hinsichtlich des Zeitpunktes (nach dem jetzigen Wissensstand; zu der Frage der Zufälligkeit wird später mehr gesagt). Ein potenziell von einem DHS Betroffener kann allerdings nicht das DHS vorhersagen. Könnte er dies, käme es nicht unerwartet. Die um einen Bedrohten herum lebenden Mitmenschen könnten allerdings - wenn sie es tun und dann meist in Sorge - qualitativ das DHS vorhersehen (siehe Fallbeispiel Prof. Niemitz).

Vielleicht zweifeln Sie und meinen, es sei nicht so, wie hier beschrieben. Ich empfehle Ihnen, glauben Sie weder mir noch sonst jemandem, wenn er über die Biologischen Naturgesetze oder über die geistigen Gesetze spricht oder schreibt. Prüfen Sie die Gesetze selbst bei sich nach.

Wenn ich in diesem Buch über Fallbeispiele schreibe, muss ich mich medizinisch auf die biologische Grundlage von Dr. Hamer beziehen, denn damit lässt sich das Geschehen biologisch richtig beschreiben bzw. verstehen. Und dann erst kann man auch die geistigen Gesetze "in Aktion" richtig beschreiben bzw. verstehen.

Die folgenden fünf geistigen Gesetze sind für die beschrieben, die sich als biologisches *und* geistiges Wesen verstehen. Sie sind für die Menschen, die die Liebe in ihr Herz lassen wollen. Die fünf geistigen Gesetze gehören nicht zu der wissenschaftlichen Entdeckung von Dr. Hamer.

★ ★ ★ ★ ★

Kapitel 3

DIE FÜNF GEISTIGEN GESETZE

Das 1. geistige Gesetz
Gesetz von der Ursache und Wirkung und der bedingungslosen Liebe

Ursache und Wirkung sind nichts Neues, werden Sie vielleicht sagen. Da haben Sie Recht. Aber wie können Sie das Wissen darum nutzen? Wie können Sie Ihre Konflikte damit schneller lösen als ohne dieses Wissen? Letztlich so: Sie finden mit diesem Wissen leichter den Weg zu Ihrem Herzen bzw. Ihrem Herzensschmerz.

Beschreibung:
Einen biologischen Konfliktschock (DHS) bekommt man nur, wenn diesem ein anderes bestimmtes Geschehen (nachfolgend PVS) vorangegangen ist, ein Geschehen, bei dem man Täter (auch ungewollt) war. Das, was man beim eigenen Konfliktschock dem Täter vorwirft, ist das, was man früher selbst als (ungewollter) Täter einem anderen Menschen zugemutet hat bzw. als Vorwurf hätte hören können oder sogar gehört hat. Das Geschehen ist nicht das Gleiche, aber der Vorwurf, d. h. die Worte des Urteils sind dieselben.

Es ist das, was man sich nicht verziehen hat, wo man kein Mitgefühl mit seinem Opfer/mit anderen hatte, wo man tatsächlich etwas Böses wollte oder in böser Absicht jemanden vernachlässigt hat. Der eigene Konfliktschock ist die Wirkung. Die Ursache, bei der man hinsichtlich des Urteils äquivalent Täter war, gab es bereits vorher. Ohne Ursache keine Wirkung. Der Täter, durch den man sich den Konfliktschock (das DHS) einfängt, zeigt in "bedingungsloser Liebe", was man lösen darf, sich verzeihen darf, wen man um Entschuldigung bitten darf und wie man das DHS als göttlichen Segen erkennen kann.

Joh (8,24)
"Deshalb habe ich zu euch gesagt, dass ihr an eurer Schuld zugrunde gehen werdet. Ich bin der, an dem sich alles entscheidet. Wenn ihr das nicht glauben wollt, werdet ihr an eurer Schuld zugrunde gehen."

Die Liebe zu den anderen und zu sich selbst ist das, an dem sich alles entscheidet. Ist sie nicht vorhanden, wird man seinen Konflikt nicht lösen können. Besteht eine Schuld oder fühlt man sich schuldig und löst dies nicht, besteht die Gefahr, dass man daran erkrankt.

Mt (9,2-7)
"Als Jesus sah, wie groß ihr Vertrauen war, sagte er zu dem Gelähmten: 'Hab keine Angst! Deine Schuld ist dir vergeben.' (...)
'Steh auf, nimm deine Bahre und geh nach Hause!'
Der Mann stand auf und ging nach Hause."

Das bedeutet: Wenn man die eigenen Schuldgefühle und die Schuld auflöst und in die Liebe geht, kann man wieder heil werden.

Durch die Klärung der zwischenmenschlichen Beziehung und/oder durch das Durchleben der Wirkung kann sich die Schuld auflösen. Obwohl: Schuld in dem Sinne gibt es nicht, es gibt nur ein Wiederkehren unserer Handlungen.

★ ★ ★ ★ ★

Das 2. geistige Gesetz
Gesetz der Zweiphasigkeit von Geist und Biologie

Einem Sinnvollen Biologischen Sonderprogramm geht ein Sinnvolles Geistiges Sonderprogramm voraus. Dieses kann in seinem Verlauf ein Sinnvolles Biologisches Sonderprogramm enthalten (siehe Grafik auf Seite 48).

Beschreibung:

Das Bild zeigt waagerecht eine Zeitachse. Man sieht auf der linken Seite das Sinnvolle Geistige Sonderprogramm (SGS) und auf der rechten Seite das Sinnvolle Biologische Sonderprogramm (SBS). Das Geistige Sonderprogramm kann, dies nach dem DHS, auch gleichzeitig das Biologische Sonderprogramm beinhalten (in dem Bild so nicht dargestellt). Dies ist der Fall, wenn das Verzeihen nach dem DHS oder gar nicht stattfindet.

Die senkrechte Achse rechts vom DHS (Startpunkt für das SBS) gibt nach oben das Maß für die Stärke des Konflikts an, nach unten das Maß für die Stärke der Vagotonie (der "Konfliktlösung"). Für das SGS

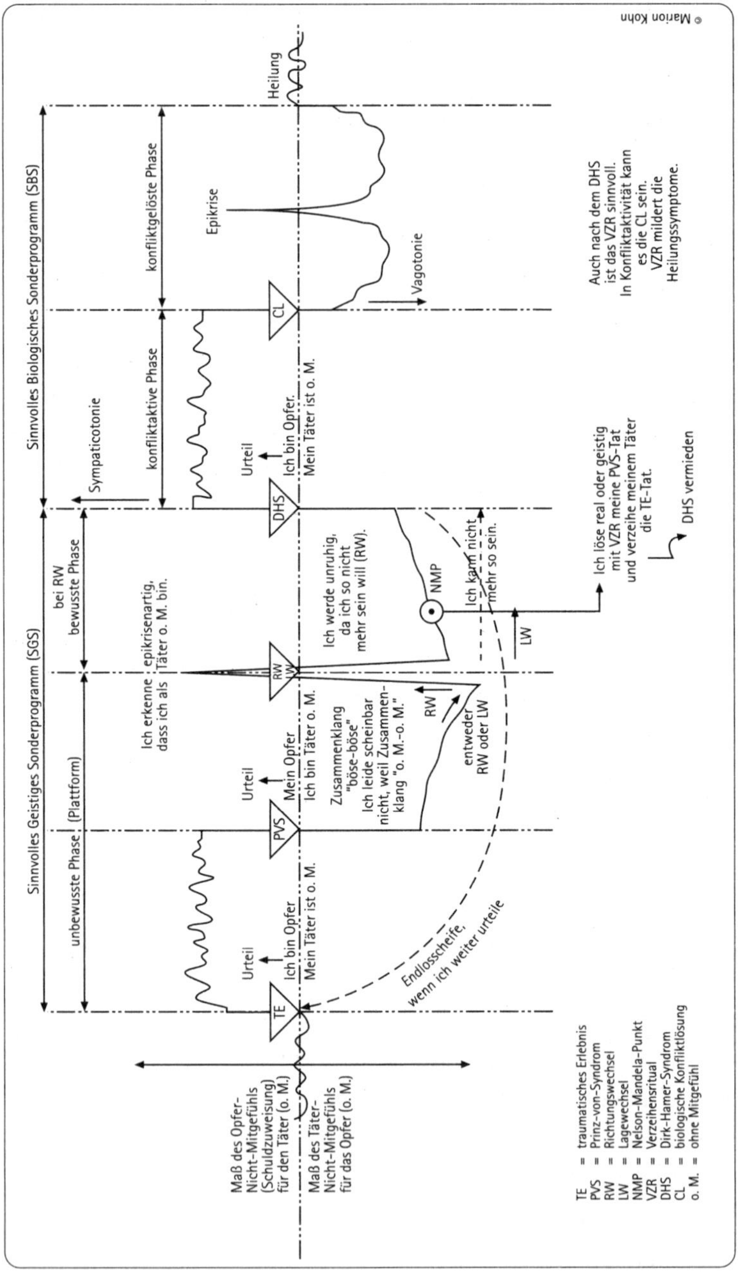

Schaubild zur Veranschaulichung der Zweiphasigkeit von Geist und Biologie

gibt die senkrechte Achse nach oben das Maß des Nicht-Mitgefühls (die Schuldzuweisung, d. h. er fühlt: Ich bin gut, der andere ist böse; Differenz) des Täters an und nach unten das Nicht-Mitgefühl des Täters für sein Opfer (real: Ich als PVS-Täter bin so böse wie mein TE-Täter es war, ich bin nun mit ihm im "Böse-böse"-Einklang; also keine Differenz. Er fühlt: "Ich bin doch gut, denn ich habe dem anderen nichts Böses getan.")

Die Beschreibung des Bildes beginnt beim DHS und bewegt sich rückwärts durch das Geistige Sonderprogramm. Vor dem DHS befindet sich der Nelson-Mandela-Punkt (NM-Punkt). Diesen Punkt habe ich nach dem Präsidenten Südafrikas benannt, weil er für mich eine bedeutende Person in der Öffentlichkeit und Geschichte ist. Er hat es beispielhaft geschafft, Verzeihen zwischen zwei Seiten zu bewirken, den schwarzen und den weißen Afrikanern, und hat damit einen Bürgerkrieg verhindert.

Dies ist der Punkt, an dem man vor dem drohenden DHS, dieses also vermeidend, sich seine PVS-Tat verzeiht, beim Opfer um Entschuldigung bittet, Mitgefühl zeigt oder auch das eigene Handeln korrigiert. Das PVS ist das Geschehen, bei dem man selbst zuvor Täter war. "PVS", das Prinz-von-Syndrom, heißt so, weil ich zuerst bei dem Geschehen um den Tod von Dirk Hamer, Dr. Hamers Sohn, der vom Prinzen von Savoyen aus Versehen erschossen wurde, verstehen konnte, wie Täter-Opfer-Beziehungen grundsätzlich, eben geistig zu verstehen sind.

Beim PVS formulierte das Opfer dem Täter (also einem selbst) gegenüber ein Urteil, das genauso lautet, wie man selbst (nun als Opfer) das Urteil beim DHS über den Täter formuliert. Das PVS-Urteil wird so formuliert, als ob der Täter - der, der sich schuldig fühlt - spricht.

Den Nelson-Mandela-Punkt kann man nur nach einem Richtungswechsel (RW) erreichen. Der Richtungswechsel ist der Zeitpunkt, an dem man nicht mehr so sein will wie bei der PVS-Tat. Der Lagewechsel

(LW) ist der Zeitpunkt, an dem man wegen äußerer Umstände nicht mehr so sein kann wie bei der PVS-Tat.

Der Lagewechsel kann, muss aber nicht, einen Richtungswechsel auslösen. Im Bild erscheinen beide am selben Zeitpunkt. Im Allgemeinen erlebt man entweder erzwungen den Lagewechsel oder letztlich gewollt den Richtungswechsel. Je nachdem fährt man dann auf verschiedenen Linien durch das Diagramm bis zum DHS bzw. Nelson-Mandela-Punkt.

Links vom PVS ist das traumatische Ereignis (TE) zu sehen, es hat folgende Rolle: Zu einem PVS kommt man, weil ein anderes Ereignis voranging, ein traumatisches Ereignis in Verbindung mit einer Verurteilung des Täters. Ein TE kann ein DHS sein, muss es aber nicht.

Nachdem wir jetzt rückwärts durch die Zeit gehend das SGS skizziert haben, folgt nun eine genauere Beschreibung des SGS der Zeit folgend.

TE (traumatisches Ereignis):

Man kommt als Opfer in eine Situation, in der man sich als "guter/moralischer Mensch" in einer "bösen/unmoralischen Lage" oder Umgebung befindet (als "Urteil" zu benennen). "Gut/moralisch" passt nicht zu "böse/unmoralisch". Man leidet. Eine Art Trauma, in der Opfer und Täter es nicht geschafft haben, eine bereinigte zwischenmenschliche Beziehung zu erreichen.

Zu dieser Zeit war man vorab (in diesem Leben) noch nicht unbedingt entsprechender Täter, aber man hat über eine Person heftig geurteilt, z. B. "Du bist der Störenfried, du machst mein Paradies kaputt!", oder "Du hast mir nicht geholfen." Man hat diese Lebenssituation nicht verarbeitet, die Beziehung nicht geklärt und seine eigenen Impulse unterdrückt. Hat man dieses Trauma nicht verarbeitet, lässt man von diesem Urteil nicht ab und bleibt im Missklang von "gut und böse", dann bekommt man die Gelegenheit und wird zwanghaft so wie der Verurteilte. Es kommt zur PVS-Tat.

PVS (Prinz-von-Syndrom):

Ab der PVS-Tat ist man im Einklang mit dem Verurteilten, nämlich "böse und böse". Man ist der Meinung, man darf ohne Mitgefühl sein. Bleibt man so und zieht dies durch bis zum Lebensende, könnte es sein, dass man dem DHS entgeht. Ob das allerdings gut für diese Person und für die Welt ist, bezweifle ich, da sie im Sinnvollen Geistigen Sonderprogramm steckenbleibt. Wie die Seele das auf der geistigen Ebene nach dem Tod verarbeitet und wie sich das anfühlt, kann man höchstens erahnen. Also: Man tut etwas, was einen aus der Opferrolle insofern befreit, als man nun selbst Täter ohne Mitgefühl geworden ist. Man kommt in Übereinstimmung: Man ist in einer Situation, in der man sich als "böser/unmoralischer Mensch" (scheinbar als guter/moralischer Mensch - denkend in der Zeit) in einer "bösen/unmoralischen Lage oder Umgebung" befindet. "Böse/unmoralisch" passt zu "böse/unmoralisch". "Ohne Mitgefühl" passt zu "ohne Mitgefühl". Man leidet erst einmal nicht mehr bzw. weniger als zuvor.

Die Zeit vom PVS bis zum DHS ist von verschiedenen Faktoren abhängig. Es muss aber ein Richtungswechsel (RW) oder Lagewechsel (LW) stattgefunden haben. Das heißt, entweder

- die Erkenntnis, man will nicht mehr so sein (RW)

oder

- der Zwang, man kann oder darf nicht mehr so sein (LW).

RW (Richtungswechsel):

Man bemerkt, dass man "böse/unmoralisch" und ohne Mitgefühl war oder ist, was man ja eigentlich nicht sein will. Hat man in der Zeit vom RW bis zum DHS den Nelson-Mandela-Punkt nicht genutzt, d. h. seine PVS-Tat nicht korrigiert, die Beziehung nicht bereinigt, nicht um Entschuldigung gebeten und sich selbst nicht verziehen, dann hat man die Plattform für das DHS geschaffen. Dann erfolgt das DHS in der Stärke, wie man selbst Täter war; man erfährt das DHS in der Stärke, die auch das Opfer erleiden musste. Hat man bereits schon real oder geistig seine Tat korrigiert, Mitgefühl gezeigt und sich selbst verziehen, dann tritt das DHS entweder gar nicht oder in leichter, abgeschwächter Form auf, falls noch Aspekte zum Nachfühlen offen und unbeachtet geblieben sind.

LW (Lagewechsel):

Man hat in der Zeit vom PVS an nicht gemerkt, was man angerichtet hat, man hat nicht um Entschuldigung gebeten, die Beziehung nicht bereinigt, kein Mitgefühl gezeigt und es hat sich ein Lagewechsel vollzogen. Ein Lagewechsel ist eine Änderung im Leben, wie Partnerwechsel, Ortswechsel, Berufsänderung und vieles mehr. Dann ist die Plattform für das DHS geschaffen.

Beim Lagewechsel tritt das DHS ungebremst in voller Stärke ins Leben, d. h. man erlebt denselben Schmerz wie das Opfer.

Nelson-Mandela-Punkt:

Zwischen PVS und DHS können Minuten bis Jahre liegen. Hat man den Richtungswechsel erreicht, hat man die Möglichkeit zu verzeihen. Der Zeitpunkt, an dem man dieses Verzeihen durchführt, ist der Nelson-Mandela-Punkt. Man verzeiht sich selbst als PVS-Täter und dem TE-Täter, wenn man ihn schon erkannt hat. Man bittet um

Entschuldigung und korrigiert sein Verhalten gegenüber dem PVS-Opfer. Man bereinigt die Beziehung. Man erkennt, man war so "böse/unmoralisch" wie der TE-Täter, und man erkennt die bedingungslose Liebe in den Geschehnissen.

Sobald man die Erkenntnis hatte, dass das eigene Handeln "nicht in Ordnung" war, hat man die Möglichkeit, dem DHS zu entgehen. Wenn also das Verzeihen vor dem DHS gelingt, ist das Sinnvolle Geistige Sonderprogramm (SGS) mit dem Verzeihen am Nelson-Mandela-Punkt beendet. Alles danach ist "gegenstandslos". Wenn das Verzeihen demnach rechtzeitig geschieht, kann man dem DHS entgehen. Hat man diese Möglichkeit des Verzeihens verpasst, kommt ungebremst d. h. unerwartet, isoliert und dramatisch das DHS. Der Täter zeigt, von welchem Urteil man sich verabschieden sollte. Die bedingungslose Liebe wirkt durch ihn.

Wenn man nach dem DHS schnell genug erkennt, was geschehen ist, kann man per "VerZeihensRitual" (VZR) auch den biologischen Konflikt lösen, und dies gelingt, ohne es biologisch tun zu müssen. Wenn das VZR nicht gelingt oder auch zu spät kommt, hat man immer noch die Möglichkeit, den Konflikt biologisch zu lösen, was aber bedeutet, das man die cl- und pcl-Phase durchleben muss. Bleibt man also nach dem DHS im Urteil, läuft ab sofort das Sinnvolle Biologische Sonderprogramm.

Wenn die entsprechende Plattform für das eigene DHS geschaffen ist, darf man, wenn man nicht rechtzeitig verzeiht, selbst erfahren, wie der andere (mein Opfer) sich gefühlt hat. Das ist nicht als Strafe Gottes anzusehen, sondern es ist einfach nur eine Gesetzmäßigkeit, nämlich die der Ursache und Wirkung. Ab dem DHS beginnt durch den Ausgleich der Ursache (PVS) die geistige Heilung, was biologisch aber erst einmal die "Krankheit" / die Konfliktaktivität / das Sinnvolle

Biologische Sonderprogramm bedeutet. Bleibt das eigene Urteil erhalten, kann sich das ganze Programm wiederholen.

Ab dem DHS sollte man sich um zwei Dinge gleichzeitig kümmern, nämlich um den aktuellen Konflikt und um die Plattform (PVS), die man selbst geschaffen hat. Löst man den biologischen Konflikt (DHS) nur biologisch, dann ist die Gefahr sehr groß, weiterhin an neuen Konflikten der gleichen Art zu erkranken. Man kommt immer wieder in Situationen von gleichem Inhalt, bis man es verstanden und aufgelöst hat. Unbewusst klärt sich manchmal durch das DHS bzw. die Erkrankung das PVS, weil man durch die Erkrankung eine andere Haltung einnimmt.

Zur Nichtzufälligkeit des DHS

Das DHS kommt nicht zufällig. Dennoch - und das lässt das DHS bei seinem Auftreten und auch in seinem Inhalt zufällig erscheinen - geht der Inhalt des DHS am Verstand der betroffenen Person vorbei. Denn das DHS kommt **unerwartet**. Es erwischt einen auf dem falschen Fuß. Was nach dem DHS abläuft, ist biologisch gesetzmäßig. Einzig der Zeitpunkt der Lösung (CL), wenn sie überhaupt kommt, ist noch unbestimmt - sozusagen eine einzige quantitative Größe: der Zeitpunkt.

Das PVS ist in gewisser Weise im geistigen Bereich das Gegenstück zu dem, was das DHS im biologischen Bereich ist. Beide hängen zusammen. Das PVS bestimmt in gewisser Weise den Inhalt des drohenden bzw. kommenden DHS. Das "in gewisser Weise" meint: Zum PVS gehört ein Urteil (ein Vorwurf) meines PVS-Opfers, über mich als PVS-Täter bzw. mein Urteil über mich selbst. Dieses Urteil ist ein Text, ist Sprache! Und nur im Text, nur in der Sprache sind das PVS-Urteil und das DHS-Urteil identisch. Dass, wenn man es nichtgeistig betrachtet, PVS und DHS ganz verschieden sein können, ändert nichts an der Identität der Urteile bzw. dann des Urteils.

Warum, wie und wann es zu einem PVS kommt, hängt von den Urteilen über den TE- und/oder DHS-Täter bzw. von den ungeklärten zwischenmenschlichen Beziehungen dieser Ereignisse ab. Die Einzelheiten über den Verlauf sind noch Forschungsgebiet. Die geistigen Gesetze besagen, dass mit eben gesetzmäßiger Sicherheit dem PVS nach einem Richtungs-/Lagewechsel (RW/LW) - der muss sein - ein DHS folgt. Der Zeitpunkt des Richtungs-/Lagewechsels und auch der des DHS sind so unbestimmt wie auch der Zeitpunkt der Lösung (CL) in einem SBS (Sinnvollen Biologischen Sonderprogramm). Aber das Urteil des DHS, eben als Urteil über meinen Täter formuliert, wird identisch sein mit dem des PVS, eben als Urteil meines damaligen PVS-Opfers.

Dies scheint nur eine Behauptung zu sein, die nicht in dem Sinne beweisbar ist wie die, dass nach dem DHS die Konfliktlösung kommen muss - oder das Nichts, d. h. die betroffene Person stirbt infolge der Nichtbewältigung des Konflikts. Wie gesagt: Der Ablauf des (ungestörten) SBS ist bis auf den Zeitpunkt der Lösung (CL) determiniert. Beim Sinnvollen Geistigen Sonderprogramm (SGS) kann erst nach dem DHS das zugehörige PVS gesucht und gefunden werden. Hier gibt es nur eine Regel: Die Urteile von PVS und DHS müssen übereinstimmen. Es gibt eben keine wissenschaftliche oder hier nun geistige Tabelle, die alle Urteile aufführt und vom Urteil her eine sichere Vorhersage ermöglicht, wie das beim SBS-Geschehen (bis auf den CL-Zeitpunkt) determiniert ist. Dass dem so ist - von DHS-Urteil kann ich auf das PVS-Urteil und damit auf das PVS schließen -, lässt sich nur "beweisen" über die vielen Patientenfälle, von denen ich einige in diesem Buch präsentiere.

Dr. Hamer beschreibt in seinem Buch "Vermächtnis einer Neuen Medizin", Teil I, 1999 auf Seite 70 f, wie das Schimpfwort der Schwiegermutter deren Schwiegersohn in einen biologischen Konfliktschock stürzt; es bestimmt daneben auch den Konfliktinhalt. Der Ausruf "Du Schwein!" löst das DHS mit dem Inhalt Reviermarkierungskonflikt aus. Hätte der Ausruf "Du Kümmerling!" gelautet, dann würde ein

Selbstwerteinbruch folgen - so Dr. Hamer. Die geistigen Gesetze zwingen zu der Aussage: Es ist eben kein Zufall, sondern geistig vorherbestimmt, dass die Schwiegermutter die eine Formulierung wählt und nicht die andere. Als Täterin findet sie (unbewusst) in bedingungsloser Liebe zu ihrem Schwiegersohn den richtigen Ausruf. Hätte sie den "falschen" benutzt, hätte sie bei ihrem Schwiegersohn kein DHS setzen können. Sie hätte keinen "Erfolg" gehabt. Der "Kümmerling" z. B. wäre von ihm abgeperlt, weil das zugehörige PVS fehlte. Aber das "Schwein" traf.

Wenn jemand sein PVS und das zugehörige Urteil rechtzeitig erkennt, dann kann er das drohende DHS abwenden durch Verzeihen. Dies ist sicher. Weiterhin vermute ich: Wenn jemand nach dem DHS sein PVS und das zugehörige Urteil - sozusagen zu spät - erkennt, so kann er, wenn er in der konfliktaktiven Phase ist, per Verzeihen das organische Geschehen stoppen oder gar in Lösung kommen. Wenn unmittelbar keine Lösung folgt, sondern die Bedingungen so sind, dass der Konflikt erst später eine Lösung finden kann, dann wird die Heilungsphase nur so lang sein wie die Zeit vom DHS bis zum Zeitpunkt des Verzeihens dauerte. Wenn das PVS erst in der Heilungsphase entdeckt wird und das Verzeihen erfolgt, dann wird die biologische Symptomatik des Heilungsgeschehens nur wenig oder auch gar nicht gemindert. Alle Erfahrung zeigt aber, dass die geistige Erkenntnis den Betroffenen das Heilungsprogramm besser und leichter durchstehen lässt, als wenn er nicht über dieses Wissen verfügt hätte.

Wenn bereits Kindern schlimme Dinge passieren oder sie krank auf die Welt kommen, so ist dies nicht einfach zu verstehen. Wenn sich das eine Kind in eine brutale Alkoholikerfamilie und das andere in eine wohlhabende, glückliche Familie inkarniert, so erscheint das ungerecht. Nimmt man an, dass wir Menschen im Allgemeinen nicht zum ersten Mal einen Körper haben, erklärt sich dagegen einiges.

Vielleicht hat solch ein Geschehen damit zu tun, dass man, wie oben beschrieben, im Leben zuvor in der Phase "Zusammenklang böse-böse" / ohne Mitgefühl bis zum Tod geblieben ist.

Ich möchte dem Opfer keine Schuld zusprechen. Es geht hier nur um eine Gesetzmäßigkeit, und Schuld gibt es in dem Sinne nicht. Es geht lediglich um einen Ausgleich und um die Möglichkeit, heil zu werden. Ich sage nicht, dass es gut ist, was der Täter tut. Es gibt jedoch immer zwei Seiten des Opfers und zwei Seiten des Täters (des zukünftigen Opfers).

★ ★ ★ ★ ★

Das 3. geistige Gesetz
Gesetz vom Urteil und der Zwangshandlung

Mt (7,1-6)
"Verurteilt nicht andere, damit Gott nicht euch verurteilt. Denn euer Urteil wird auf euch zurückfallen, und ihr werdet mit demselben Maß gemessen werden, das ihr bei anderen anlegt. Warum kümmerst du dich um den Splitter im Auge deines Bruders und bemerkst nicht den Balken in deinem eigenen? Wie kannst du zu deinem Bruder sagen: 'Komm her, ich will dir den Splitter aus dem Auge ziehen', wenn du selbst einen ganzen Balken im Auge hast? Du Scheinheiliger, zieh erst den Balken aus deinem Auge, dann kannst du dich um den Splitter im Auge deines Bruders kümmern."

Beschreibung:

Verurteilt man eine Verhaltensweise des Täters, erschafft man sich unbewusst durch eine Art Zwangshandlung die gleiche Verhaltensweise gegenüber anderen Personen. Man erschafft sich auch die zugehörigen Situationen, um so sein zu können, wie die Verhaltensweise, die man am Täter verurteilt hat. Man erschafft sich somit also gleiche Verhaltensweisen, Angewohnheiten und Situationen, um (später!) die Verhaltensweise des Täters verstehen und dann verzeihen zu können.

Das heißt, man wird als Täter und als Opfer mit demselben Maß gemessen. Die Mitmenschen werden erkennen können, dass man inzwischen so ist wie der, den man verurteilt hat. Durch das Verzeihen der Verhaltensweise des Täters und seiner eigenen verändert man die Welt um sich herum zum Positiven. Und der Täter bekommt damit auch eine Möglichkeit, sein Verhalten aufzugeben.

Beispiel 1:

Wenn man seine Schwiegereltern für unselbstständig und extrem hilfsbedürftig hält, seinen Mann davon abhält, dass er sich um seine Eltern kümmert, und dabei nicht merkt, welches Leid man bei den Schwiegereltern angerichtet hat (PVS), dann kann, schneller als man denkt, ein DHS dazu führen, dass man selbst noch unselbstständiger und extrem hilfsbedürftig wird.

Beispiel 2:

Ein Mädchen hat ihren Vater gehasst und dafür verurteilt (TE), dass er ihre Mutter stets eifersüchtig überwachte, obwohl er selbst fremdging, und es deshalb immer Streit zu Hause gab. Es ist abzusehen, dass das Mädchen später selbst fremdgeht (PVS). Durch diese Plattform (PVS) versetzt ihr später ein Täter (Ehemann) "in bedingungsloser Liebe" genau das DHS, damit sie zwanghaft eifersüchtig wird. Erst als sie ihrem Vater am Grab die Eifersucht verziehen hat, konnte sich die eigene Eifersucht und damit der Konflikt mit ihrem Ehemann auflösen.

★★★★★

Das 4. geistige Gesetz
Gesetz von der Tätergabe und der Opfergabe

Beschreibung:

Das, was man sich von seinem Täter wünscht, ist das, was man seinem Opfer gegenüber hätte erfüllen sollen und was man gegebenenfalls korrigieren und sich verzeihen sollte. Es ist das, was das "Opfer" sich von einem selbst gewünscht hat.

Das, was man sich vom Opfer wünscht, ist das, was man selbst dem Täter gegenüber tun sollte.

Beispiel 1:

Wenn man seine Schwiegereltern für unselbstständig und extrem hilfsbedürftig hält und sich wünscht, sie wären selbstständig und würden nicht so viele Ansprüche stellen, sondern für sich selbst sorgen, dann ist das ein gewaltiger Wink mit dem "Balken", dass man seinen eigenen Weg bereits schon eine Weile nicht geht. Man hat versäumt, selbstständig zu werden oder in die Selbstständigkeit zu gehen, und man lebt auf Kosten anderer.

Beispiel 2:

Wenn man sich von seinem Ehemann wünscht, dass er nicht mehr so oft auf Dienstreisen geht und einen allein lässt, dann ist das der Wink mit dem "Balken", dass man selbst schauen darf, wen man vergessen hat. Dass man, wie in unserem Beispiel (siehe Fallbeispiel Tanja), vergessen hat, sich der Liebe zu den Pferden zu widmen.

★ ★ ★ ★ ★

Das 5. geistige Gesetz
Gesetz des Glaubens und der Anziehung

Beschreibung:

Das, was man zum Zeitpunkt eines TE/PVS/DHS glaubt (auch unbewusst), zieht man an. Zukünftige Ereignisse werden nach diesem Glauben ablaufen. Und die zukünftigen Täter machen durch ihr Verhalten auf den eigenen Glauben aufmerksam. Sie zeigen uns unbewusst, dass man selbst ein Ereignis nicht verarbeitet und bereinigt hat, aber sich darum kümmern sollte, um wieder heil zu werden.

Beispiel:

Ein Mädchen erlebt eine Situation in der Kindheit, in der es glaubte, der Vater liebe es nicht. Sie verarbeitet es nicht und leidet darunter. Daraus entwickelte sie den Glauben: "Ich werde nicht geliebt." Da das Gesetz des Glaubens und der Anziehung immer wirkt, erfüllt sich ihr Glaube, was bedeutet, dass sie sich Situationen im Leben erschafft, in denen sie weiter glauben kann, dass sie nicht geliebt wird. So wird sie

Partner anziehen, die ihr immer wieder bestätigen "Ich werde nicht geliebt", indem sie fremdgehen, sie schlagen, hintergehen, kein Mitgefühl haben oder egoistisch sind und so weiter. Erkennt sie später die Situation, dass diese Menschen ihr nur ihren Glaubenssatz erfüllt haben, kann sie die bedingungslose Liebe der Seele der anderen Person erkennen und ihr Leben zum Positiven hin verändern.

★★★★★

Warum »Medizin bedingungsloser Liebe«?

Wie wir nun schon wissen, kommt das Sinnvolle Biologische Sonderprogramm bzw. der "Krebs" von einem Konfliktschock, d. h. dem DHS. Und im selben Moment ist ein Hamerscher Herd im Organ- und Gehirn-CT sichtbar, welcher einer Schießscheibe gleicht. Der Mensch ist auf dem falschen Fuß, unerwartet, isoliert und für ihn dramatisch getroffen worden. Und der Krebs (Schulmedizin) fängt an, sich zu entwickeln, d. h. es beginnt eine Zellveränderung, das Sinnvolle Biologische Sonderprogramm (nach den fünf Biologischen Naturgesetzen) am entsprechenden Organ.

Es stellt sich die Frage, warum ist diesem Menschen dies passiert? Warum ist da *ausgerechnet eine Schießscheibe* zu sehen, ein Einschlagpunkt, ein Treffer? Wer hat da geschossen? Warum ist nicht der Schütze mit Pfeil und Bogen abgebildet, damit man gleich erkennt, wer es war? Wäre doch schön, wenn man gleich den Schuldigen hätte, oder? Ist es der Betroffene selbst, der irgendwann den Bogen überspannt hat und den Pfeil abgeschossen hat? Denn wenn man das Gesetz von

Ursache und Wirkung kennt, weiß man auch, dass man selbst die Ursache für alles ist.

Wenn es so ist, dass wir auf der Erde sind, um zu spielen, zu lernen, uns zu entwickeln und zu unserem Schöpfer zurückzukehren, dann können wir erkennen, dass der Schütze/Täter, der uns den Konflikt verpasst oder ermöglicht hat, unser Helfer ist. Vor allem macht er es unbewusst. Erkennen wir nicht, dass der Täter auch unser Helfer ist, dann fangen wir meist an zu heulen wie eine Alarmanlage (unser Ego, Ärger, rumschreien, Traurigkeit, urteilen ...). Wahrscheinlich gehen wir anderen fürchterlich auf die Nerven damit, rauben ihnen die Energie und verurteilen sie auch. **Die geistigen Gesetze besagen, dass man nur einen Konfliktschock erleidet, wenn man selbst vorher Täter war.** Das heißt, man war Täter und hat es sich selbst nicht verziehen, oder man hatte kein Mitgefühl mit seinem Opfer. Nun bekommt man von anderen Menschen einen Spiegel vorgehalten. Damit ist es möglich, selbst einen Konfliktschock zu bekommen.

Das Gesetz von Ursache und Wirkung kannte ich schon sehr lange, aber ich hatte es nicht wirklich ernst genommen. Die Präzision dieses Gesetzes hat mir aber inzwischen so manches Mal den Atem verschlagen.

Um gesund zu werden, muss man seinen Konflikt lösen. Entweder löst man ihn biologisch oder mit Loslassen. Damit ist es meist aber nicht getan. Erkennt man nicht die ganze Wahrheit/Geschichte, dann bleibt man im Rad der Erkrankung oder besser im Geistigen Sonderprogramm gefangen und fängt sich weitere entsprechende Konflikte ein. Man kann suchen, bei wem man Täter war und wo man weiter urteilt über die Person, durch welche der Konflikt ausgelöst wurde oder halb in Lösung ging (wenn man den Beginn des Konfliktes bereits als Lösung sieht). Jedes Urteil über den anderen, wenn man selbst krank ist, betrifft nicht den anderen, sondern einen selbst (siehe Kapitel Fallbeispiele).

Lerne zu verzeihen!

Man darf lernen, anderen zu verzeihen, denn sie zeigen nur das, was man sich selbst nicht verziehen hat, sich nicht gestattet oder was nicht in Ordnung war. Gleiches wird mit Gleichem verziehen.

Mt (6, 14-15)
"Wenn ihr den anderen verzeiht, was sie euch angetan haben, dann wird auch euer Vater im Himmel euch eure Schuld vergeben. Wenn ihr aber den anderen nicht verzeiht, dann wird euer Vater euch eure Verfehlungen auch nicht vergeben."

Mt (18, 35)
"So wird euch mein Vater im Himmel auch behandeln, wenn ihr eurem Bruder nicht von Herzen verzeiht."

Beispiel:

Ein junger Mann hat eine Verabredung mit seiner Mutter und versetzt sie, weil er lieber zum Sport möchte. Die Mutter ist verletzt, dass sie nicht beachtet wird. Sie macht gerade eine sehr schwere Zeit durch, die Trennung von ihrem Ehemann, und drei Tage später nimmt sie sich das Leben. Der junge Mann kann es sich nicht verzeihen, dass er seine Mutter allein gelassen hat. Dann kommt der Helfer Vater und zeigt seinem Sohn als Spiegel sein Verhalten. Er verhält sich so, wie der Sohn bei seiner Mutter. Der Vater hat überhaupt keine Zeit mehr für ihn. Er hat viele Arbeitstermine, will zum Sport und macht ständig Urlaub. Der Sohn fühlt sich allein gelassen.

Wenn er jetzt ständig gegen seinen Vater wettert, dass der keine Zeit für ihn hat, dann wird er daran krank. Er kann erkennen, dass sein Vater sein Spiegel ist. Er kann ihm und sich selbst verzeihen. Er kann seinem Vater verzeihen, dass er ihn alleine lässt, nicht weil er ihn nicht liebt, sondern weil er gerade lieber zum Sport geht, so wie er es selbst auch getan hat, um ihm die Gelegenheit des Erkennens und Verzeihens zu geben.

> *Mt (5,43-44)*
> *"Ihr wisst auch, dass es heißt (Lev 19,18): Liebe alle, die dir nahe stehen, und hasse alle, die dir als Feinde gegenüberstehen.*
> *Ich aber sage euch: Liebt eure Feinde, und betet für die, die euch verfolgen. So erweist ihr euch als Kinder eures Vaters im Himmel. Denn er lässt die Sonne scheinen auf böse wie auf gute Menschen, und er lässt es regnen auf alle, ob sie ihn ehren oder verachten. Wie könnt ihr von Gott eine Belohnung erwarten, wenn ihr nur die liebt, die euch auch lieben? Sogar Betrüger lieben ihresgleichen. Was ist denn schon Besonderes daran, wenn ihr nur zu euren Brüdern freundlich seid? Das tun auch die, die Gott nicht kennen. Nein ihr sollt vollkommen sein, weil euer Vater im Himmel auch vollkommen ist."*

Mit Urteilen und Anklagen verstricken wir uns immer weiter. Nach dem Prinzip "Auge um Auge" würden wir eher erblinden als heilen.

Mahatma Gandhi sagte:
"Auge um Auge - und die ganze Welt wird blind sein."

Die Vergangenheit und das JETZT

Ich behaupte nicht, dass ich diese Dinge entdeckt habe. Es ist schon oft über Ursache und Wirkung oder Saat und Ernte und die

Spiegelung oder das Karma geschrieben worden. Sicher spielen auch weitere Aspekte aus der Vergangenheit eine Rolle. Denn warum, um noch einmal das Beispiel von oben aufzugreifen, kommen bereits Babys schon krank auf die Welt?

Sicherlich ist es bei manchen Fällen hilfreich, weiter zurückzugehen, dorthin, woran wir uns meist nicht bewusst erinnern können, d. h. vor die Geburt sowie in unsere Leben davor. Inzwischen wird allerdings vieles nur noch auf frühere Leben geschoben, und man lebt mehr in der Vergangenheit als im jetzigen Leben. Das hat zur Folge, dass viel meditiert (was sicher gut ist) und alles Mögliche in Sitzungen gesehen wird, was man schon getan hat, was einem Schlimmes widerfahren ist und wie man Täter in früheren Leben war. Und die Fantasie ging da sicherlich auch mit vielen durch.

Es ist sinnvoll, wenn man sich nicht für besonders heilig oder spirituell hält, nur weil man sich mit diesen Dingen beschäftigt, man sollte vielmehr in der Lage sein zu bemerken, ob man im jetzigen Leben nach wie vor die gleichen Verhaltensweisen an den Tag legt wie im vergangenen.

Ich gehe davon aus, dass es unsere Aufgabe ist, im JETZT zu leben. Es wird uns auch von Außen mit Hilfe unserer Mitmenschen und Situationen die Möglichkeit gegeben, Konflikte und Probleme im JETZT zu lösen. Wenn wir Dinge im JETZT erkennen und vergeben, dann wird die Vergebung Kettenreaktionen auslösen bis zum Ursprung zurück. Ich glaube daher, dass wir nicht unbedingt eine Beleuchtung unserer früheren Leben benötigen. Wenn Gott überall ist, dann ist das Geschenk für das HEILsein auch im JETZT. Dass es Ausnahmen geben kann, das will ich jedoch nicht bestreiten.

Medizin bedingungsloser Liebe

Wenn es so ist, dass ich mir vom Thema her genau den Konflikt kreiere, den ich verursacht habe, dann kann ich daran wachsen, indem ich für meinen Täter Vergebung praktiziere. Er zeigt mir in "bedingungsloser Liebe", was ich getan habe. Wenn ich ihm vergebe, dann vergebe ich auch mir selbst, dass ich dies einem anderen zugemutet habe. Dann kann ich spüren, wie sich wohl mein Opfer gefühlt hat. Sicher ähnlich wie ich. Ich kann um "Ent-Schuld-igung" bitten bei meinem Opfer, und ich kann schauen, was ich mir von meinem Opfer gewünscht hätte, denn diese Qualität fehlt mir vielleicht auch selbst.

Die geistigen Gesetze sind ein wundervolles Geschenk zur "Liebewerdung".

Wenn es so ist, dass ich in einer Art geistigen Sonderprogramm ab dem PVS/TE bin, dann ist mein DHS eine Chance zur Heilung – meine Medizin oder Therapie: eine Medizin und Therapie für mehr Liebe, Mitgefühl und Respekt für meine Mitmenschen, für mich selbst und für meine zwischenmenschlichen Beziehungen.

Auch wenn wir es aus unserem Ego heraus meist nicht wahrhaben wollen:

Das DHS mit seinem "schwarzen Engel" oder Täter als Spiegel ist die Medizin und Therapie bedingungsloser Liebe für das bereits bestehende Sinnvolle Geistige Sonderprogramm (SGS) oder die "geistige Erkrankung". Die höchste aller Energien, die bedingungslose Liebe, das "Reich Gottes" wirkt durch den Täter.

★ ★ ★ ★ ★

Kapitel 4

ZWEI KLASSISCHE FALLBEISPIELE

Wie ich mir meinen Buchkonflikt erschuf

Als meine Tochter in der 6. Klasse war, hatte ich Probleme mit ihrer Biologielehrerin. Ich bin wirklich schwer aus der Ruhe zu bringen, aber diese Frau hat mich zur Weißglut gebracht. Sie ließ Klassenarbeiten schreiben, aber die Kinder hatten kein Lehrbuch, nach dem sie lernen konnten. Sie sollten sich "alles" in den vorhandenen vier Biologiebüchern in der Bibliothek der Schule ansehen. Außerdem war die Lehrerin der Meinung, dass die Kinder in der Lage sein müssten sich Dinge zu, die sie acht Wochen zuvor einmal im Unterricht erwähnt hatte, ohne dass die Kinder die Möglichkeit der Mitschrift hatten. Der behandelte - oder treffender der erwähnte - Stoff wurde in der Arbeit abgefragt, mit dem Ergebnis, dass der Klassennotendurchschnitt bei 4 lag. Und das ausgerechnet kurz bevor sich die Kinder am Gymnasium bewerben durften.

Seit der 4. Klasse ging das schon so, aber erst jetzt regte es mich auf. Ich bekam mein DHS. Ich bin förmlich explodiert, na ja wohl eher mein Zahn. Ich wollte sie zerbeißen. Also ging ich in die Schule und beschwerte mich bei ihr. Sie ignorierte mich und gab mir zu verstehen, dass sie alles richtig mache. Sie arbeitete in der gleichen

Weise weiter mit den Kindern. Ich spulte mich inzwischen in Gedanken fast bis zur Schulaufsicht hoch, um endlich die Demotivierung für die Kinder zu unterbinden. Ich wollte sie "zerbeißen". Ich dachte, ich finde erst Ruhe, wenn sie damit aufhört. Am Höhepunkt meiner Zerbeißphase knackte dann einer meiner Backenzähne etwas auseinander, der Zahnschmelz zeigte Löcher, und Karies machte sich breit. Außerdem hatte ich natürlich seit Wochen schlecht geschlafen und bin regelmäßig konfliktaktiv gegen vier Uhr aufgewacht. Und da ich nicht bis zum Ende der 6. Klasse zahnlos, schlaflos und gereizt sein wollte, besann ich mich auf meine eigenen Erkenntnisse über die geistigen Gesetze.

Die Biologielehrerin hatte mich unerwartet, dramatisch und isoliert getroffen (DHS). Ich fragte mich, was mich an ihr störte. Mein Urteil: *"Sie hat kein Buch für die Kinder, aus dem sie anständig lernen können. Sie macht vieles mündlich und schreibt es nicht auf."*

Ich hatte jetzt die Aufgabe herauszufinden, bei wem ich genauso bin. Der Groschen fiel sofort. Mich überkam ein unglaublicher Lachanfall. Es war gerade die Zeit in meiner Praxis, als ich die geistigen Gesetze nicht nur praktizierte, sondern auch in kleinen Gruppen darüber sprach und unterrichtete. Die Zuhörer baten mich des Öfteren, ich solle doch alles aufschreiben, sie könnten es sich nicht merken. Ich versprach, mein Buch zu schreiben, was ich aber nur in Gedanken tat. So wurden meine Zuhörer zu meinen Opfern (PVS).

Ich konnte also zähneknirschend erkennen, dass die Biologielehrerin meiner Tochter meine unglaubliche Helferin war. Sie zeigte mir, dass ich für meine Patienten und Seminarteilnehmer kein Buch hatte, die Dinge nicht aufschrieb und mich noch dazu wunderte, warum manche das ihnen Gesagte immer wieder vergaßen. Ich war die klassische PVS-Täterin. Nur deshalb gab es das DHS, und nur deshalb konnte es mich auf dem falschen Fuß erwischen.

In Gedanken habe ich der Biologielehrerin verziehen und ihr gedankt für ihren wundervollen Spiegel. Sie wies mich durch ihr Verhalten darauf hin, dass ich endlich das Buch schreiben musste. Den Beißkonflikt mit der Lehrerin hatte ich mir zugezogen, weil ich nicht, wie von meinen Schülern gefordert, mein Buch geschrieben hatte. Deshalb hätten mich wohl meine Schüler gerne gebissen, was sie selbstverständlich nicht zu tun wagten.

Vor meinen Erkenntnissen und meinem ihr gewidmeten Verzeihensritual hatte die Lehrerin den Kindern angedroht, auch weiterhin Arbeiten zu schreiben, in denen sie mündlich Behandeltes abfragen würde. An diesem Vorsatz hat die Lehrerin aber nicht mehr festgehalten. Ich "befürchte", dass ich durch mein Verzeihensritual der Lehrerin ermöglicht habe, sich zu verändern. So hat ein Verzeihensritual "die Welt verändert".

Hätte ich weitergehen sollen bis zur Schulaufsicht mit meiner Beschwerde? Ich erinnerte mich bei dieser Frage an folgende Sätze aus dem Neuen Testament.

> *Mt (23,16)*
> *"Weh euch! Ihr wollt andere führen und seid selbst blind."*
>
> *Mt (7,1-6)*
> *"Verurteilt nicht andere, damit Gott nicht euch verurteilt. Denn euer Urteil wird auf euch zurückfallen, und ihr werdet mit demselben Maß gemessen werden, das ihr bei anderen anlegt. Warum kümmerst du dich um den Splitter im Auge deines Bruders und bemerkst nicht den Balken in deinem eigenen? Wie kannst du zu deinem Bruder sagen: Komm her, ich will dir den Splitter aus dem Auge ziehen, wenn du selbst einen ganzen Balken im Auge*

hast? Du Scheinheiliger, zieh erst den Balken aus deinem Auge, dann kannst du dich um den Splitter im Auge deines Bruders kümmern."

Sie werden sich vielleicht fragen, warum ich mir den Konfliktschock zugezogen habe und die anderen Eltern nicht, denn es hatte sich mindestens die Hälfte der Eltern darüber aufgeregt. Der Unterschied liegt in der Plattform. Die anderen Eltern hatten kein eigenes Buchthema und damit auch keine Plattform. Die anderen Eltern hätten sich bis zur Schulaufsicht beschweren können, ohne daran krank zu werden. Nur mir stand es nicht zu, die Biologielehrerin "zu führen, wenn ich selbst blind bin". Ich musste erst einmal "meinen Balken aus dem Auge ziehen". Hätte ich nicht die Notbremse gezogen und mich um mein Buch gekümmert, dann wäre mein Zahn jetzt völlig hinüber. Auf einen Zahn kann man verzichten, aber irgendwann hat man keine Zähne mehr. Und bei lebenswichtigen Organen ist das Ganze noch dramatischer.

Hätte ich inzwischen ein Buch für meine Schüler gehabt (also "meinen Balken aus dem Auge gezogen"), dann hätte auch ich zur Schulaufsicht rennen können. Aber so schnell war ich nun doch nicht. Meinen Schülern und Patienten versicherte ich, dass ich mich bemühen würde, mein Buch fertigzustellen, was Sie nun in der Hand halten.

★ ★ ★ ★ ★

Tanja und ihr Alleingelassen-Konflikt

Vorrede:

Im Folgenden werden drei Geschehnisse erzählt. Bei allen dreien geht es um den Konfliktinhalt "mutterseelenalleingelassen-fühlen". Beim ersten Geschehnis geht es um Tanjas Ehemann und um ihr Pferd, beim zweiten um ihre Mutter und Tanjas Kinder und beim dritten um Tanjas Vater. Alle drei Geschehnisse haben etwas miteinander zu tun, was allerdings nur mit Hilfe der geistigen Gesetze erkannt werden kann. Dieses Wissen ist unabdingbar, um Tanja zur Heilung zu bringen - dies hinsichtlich ihrer Urteile und damit auch hinsichtlich der mit den Urteilen zusammenhängenden Konflikte bis hin zum traumatischen Erlebnis (TE).

Geschehnis 1:

Persönliche Daten:	Tanja, 35 Jahre, Rechtshänderin
Symptome:	rezidivierende Nierenschmerzen und Wasserretention (Wassereinlagerungen)
Organ:	Nierensammelrohre
Konfliktinhalt:	mutterseelenalleingelassen-fühlen

Konflikterlebnis/DHS:

Fühlte sich alleingelassen vom Ehemann - erstmals in der ersten Schwangerschaft und seitdem immer wieder. Der Ehemann musste aus beruflichen Gründen häufiger verreisen. Ständig sich wiederholendes Konfliktgeschehen, wenn der Mann von der Arbeit kam und sagte, er muss auf Dienstreise gehen.

DHS-Urteil:
Du hast mich allein gelassen, als du verreist bist.

Ungewollter Täter, was nicht verziehen wurde / PVS:
Schauen wir uns an, warum Tanja immer erkrankt, wenn ihr Ehemann auf Dienstreise geht. Warum bekommt sie einen Alleingelassen-Konflikt durch ihren Ehemann?

Tanja ist, als sie ihren Ehemann kennen lernte, mit ihm verreist. In dieser Zeit wurde ihr geliebtes Pferd verkauft. Sie fühlte sich schuldig, ihr Pferd allein gelassen zu haben.

PVS-Urteil:
Ich habe mein Pferd allein gelassen, als ich verreist bin.

Ihr Ehemann hatte ihr all die Jahre gezeigt, dass sie jemanden allein gelassen hatte und sie sich das nicht verziehen hatte. Sicher hätte ihr Ehemann seinen Beruf aufgeben können, damit sie sich nicht mehr alleingelassen fühlt. Sie hätte sich auch scheiden lassen und einen neuen Partner suchen können, einen der nicht so "gemein" ist und sie ständig alleine lässt. Nur hätte dann wahrscheinlich ein anderer Täter sie mit der bedingungslosen Liebe auf ihre ungewollte Täterschaft hingewiesen.

Aktive Phase (ca-Phase):
Wachstum eines Nierensammelrohr-Karzinoms mit Wasserretention

Konfliktlösung:

Nachdem Tanja mit mir als ihrer Therapeutin die geistigen Gesetze zu verstehen begann, konnte sie ihrem Ehemann für seine Rolle als Spiegel danken. Er ließ sie allein, aber nicht, weil er sie nicht liebte, sondern: Er machte nur eine Reise. Er wollte ihr nur zeigen, was sie sich nicht verziehen hatte. So wie Tanja damals nur eine Reise machte und ihr Pferd alleine ließ.

Da Tanja nicht wusste, wo sich das Pferd aufhielt, konnte sie keinen direkten Kontakt aufnehmen, um sich zu "ent-Schuld-igen". Ich riet ihr, da sie viel meditierte, sich das Pferd in Meditation vorzustellen und sich zu "ent-Schuld-igen". So konnte sie sich selbst verzeihen, dass sie ihr Pferd allein gelassen hatte. Und sie konnte ihrem Ehemann verzeihen, der sich dadurch sehr entlastet fühlte. Und Tanja erkannte: Der Täter Ehemann hatte einen göttlichen Sinn, nämlich zu zeigen, was seiner Frau fehlte. Tanja hat nun kein Problem mehr, wenn ihr Ehemann auf Dienstreise geht.

Heilphase (pcl-Phase):

mehrere Wochen lang Nierenschmerzen, häufiges Wasserlassen, Nachtschweiß, Eiweiß und Entzündungszeichen im Urin, Müdigkeit, vermehrter Appetit und Hunger

Sie hat nach der Heilphase keine Nierenschmerzen mehr und schwemmt auch nicht mehr auf, wenn ihr Ehemann verreist. Sie hat keine Alpträume mehr von Pferden. Inzwischen geht sie oft zu einem Reiterhof, um, wenn auch auf anderen Pferden, zu reiten. Diese Veränderungen beschreibt Tanja als wundervollen Kraftschub.

Geschehnis 2:

Nebenbei bemerkte Tanja noch, dass sie sich auch von ihrer Mutter alleingelassen gefühlt hatte, als diese vor einem halben Jahr nach Australien ausgewandert war. Das war ein DHS für sie. Konsequenterweise ließ ich sie nach dem Ereignis suchen, in dem Tanja zuvor Täter in der entsprechenden Rolle gewesen war. Dieses Ereignis ist ihr PVS.

Tanja fand heraus, dass sie selbst ihre Kinder allein gelassen hatte, als sie und ihr Ehemann diese für drei Wochen verließen, um Urlaub in Australien zu machen. Nachdem Tanja nach der Reise wieder zu Hause war (LW) und somit bei ihren Kindern, die sichtlich unter ihrer Abwesenheit gelitten hatten, kam sie in einen Richtungswechsel (RW): "So will ich nicht mehr sein. Ich werde meine Kinder nicht mehr allein lassen."

Tanja machte folgende Verzeihensübung (aus der Lebens-Impuls-Begleitung), die hier vorgestellt wird, weil sic besonders lehrreich ist (das VZR war damals von mir noch nicht fertig entwickelt).

Gründe, warum ich meine Kinder drei Wochen allein gelassen habe, als ich ohne sie in Australien war ...:

... weil ich Zeit für mich brauchte.
... weil ich mich auch spirituell weiterentwickeln wollte.
... weil ich mich erholen wollte.
... weil ich Ruhe brauchte.
... weil es mir zusteht, frei und allein zu sein.
... weil ich etwas für mich selbst tun wollte.
... weil ich die Sonne gebraucht habe.
... weil ich einen Tapetenwechsel gebraucht habe.
... weil ich zu mir finden wollte.
... weil ich etwas Neues erleben wollte.

... weil ich Sehnsucht nach Australien hatte (wo ich aufgewachsen bin).
... weil ich mehr Leichtigkeit wollte.

Jetzt konnte Tanja ihrer Mutter verzeihen: Ich verzeihe dir, dass du ohne mich nach Australien ausgewandert bist und mich allein gelassen hast ...:
... weil du Zeit für dich brauchst.
... weil du dich auch spirituell weiterentwickeln willst.
... weil du dich erholen willst.
... weil du Ruhe brauchst.
... weil es dir zusteht, frei und allein zu sein.
... weil du etwas für dich selbst tun willst.
... weil du die Sonne brauchst.
... weil du einen Tapetenwechsel brauchst.
... weil du zu dir finden willst.
... weil du etwas Neues erleben willst.
... weil du Sehnsucht nach Australien hast (und du früher auch da gelebt hast).
... weil du mehr Leichtigkeit willst.

Tanja fühlt sich seitdem von ihrer Mutter nicht mehr alleingelassen. Nun konnte sie einerseits ihre Mutter verstehen und Mitgefühl zeigen, und andererseits konnte sie noch mehr mit ihren von ihr allein gelassenen Kindern mitfühlen, weil sie nun wieder einmal selbst erlebt hatte, wie man sich dabei fühlt.

Tanja hatte also als Erstes erkannt, dass ihr Mann – "in bedingungsloser Liebe" – ein liebevoller Helfer gewesen war, der ihr gezeigt hatte, was sie sich verzeihen musste, und der ihr half zu erkennen, dass es gilt, sich nicht nur auf das "Problem" Ehemann zu fokussieren, sondern zu tun, was einem Freude bereitet. Und das waren hier ihre Liebe zu den Pferden und das Reiten. Und so begann sie, wenn auch auf anderen Pferden, wieder zu reiten.

Als Zweites und ganz ähnlich erkannte sie ihren Lernprozess hinsichtlich ihrer Mutter: Die Mutter als liebevolle Helferin hatte ihr - "in bedingungsloser Liebe" - gezeigt, was Tanja sich verzeihen musste, nämlich das Alleinlassen ihrer Kinder wegen der Australienreise.

Geschehnis 3:

Zwei Jahre später bekam Tanja Probleme mit ihrem Herzen und kam wieder zu mir. Sie erinnerte sich, dass ihr Vater, als sie 20 Jahre alt war, die Familie verlassen hatte, weil er in ein anderes Land gehen wollte, also dorthin "verreiste". Tanja erzählte, dass sich ihr Vater vor kurzem bei ihr dafür entschuldigt hatte, weggegangen zu sein und sich nicht um sie und ihre Geschwister gekümmert zu haben. Durch diese Entschuldigung kam Tanja in Lösung dieses Konfliktes, der in der Heilungsphase mit Herzproblemen einhergeht.

Damals, als der Vater wegging, fühlte sie sich als Kind alleingelassen, dennoch erkrankte sie nicht an den Nierensammelrohren. Das passierte, wie oben erwähnt, erst Jahre später, nachdem sie selbst als PVS-Täter ihr Pferd wegen einer Reise allein gelassen hatte und später von ihrem Ehemann wegen seiner Reisen allein gelassen worden war. Nur damit konnte sie den Mutterseelenalleingelassen-fühlen-Konflikt bekommen und so an den Nierensammelrohren erkranken (siehe oben Fall 1) bzw. das zugehörige SBS starten (siehe oben Geschehnis 1).

Als Kind hatte sie über ihren Vater geurteilt, dass er sie alleine ließ. Das war das traumatische Erlebnis (TE), dass zu Tanjas Urteil führte:

TE-Urteil:
Du hast mich allein gelassen, als du verreist bist.

Dadurch erschuf sie sich gemäß des 3. geistigen Gesetzes eine Plattform für das PVS und dann folgend für das DHS. Zwangsläufig kam sie dazu, auch jemanden allein zu lassen (Zwangshandlung), nämlich das Pferd. Als sie - dies als Drittes - erkannte, dass auch sie jemand ist, der jemanden (hier: das Pferd und ihre Kinder) allein gelassen hatte und dass dies im Einklang mit den geistigen Gesetzen geschieht, konnte sie ihrem Vater nun endlich nach etwa 17 Jahren verzeihen.

Das klingt so, als ob es von alleine ginge, wenn man nur die Zusammenhänge sieht. Die Erfahrung zeigt aber, dass dies harte Arbeit mit dem Verzeihensritual ist.

Zusammenfassender Kommentar:
Diese drei Geschehnisse sind verbunden durch den Text des Urteils: Du hast mich allein gelassen, als du verreist bist. Da Tanja sich und den DHS-Tätern verziehen hat und Mitgefühl mit ihren PVS-Opfern hatte, hat sich die Welt verändert.

Bemerkenswert und klassisch für die Wirkung der geistigen Gesetze ist: Der Vater veränderte sich (er bat um Verzeihung) infolge der VZRe von Tanja. Denn diese VZRe "verändern die Welt" bzw. hier den Vater, was ja in diesem Fall auch ausreichte. Der Vater wusste nicht - er hatte ja keinen Kontakt -, dass Tanja per VZR "die Welt veränderte", und doch wirkte dies auf ihn zurück.

Noch einmal: Tanjas Beispiel zeigt - und das kann verallgemeinert werden: Das Urteil (Text, Sprache, nur ein Satz) entscheidet. Wer das Urteil kennt und dann richtig handelt, wird damit biologisch und vor allem auch, wenn er hinsichtlich des TE verzeihen kann, geistig

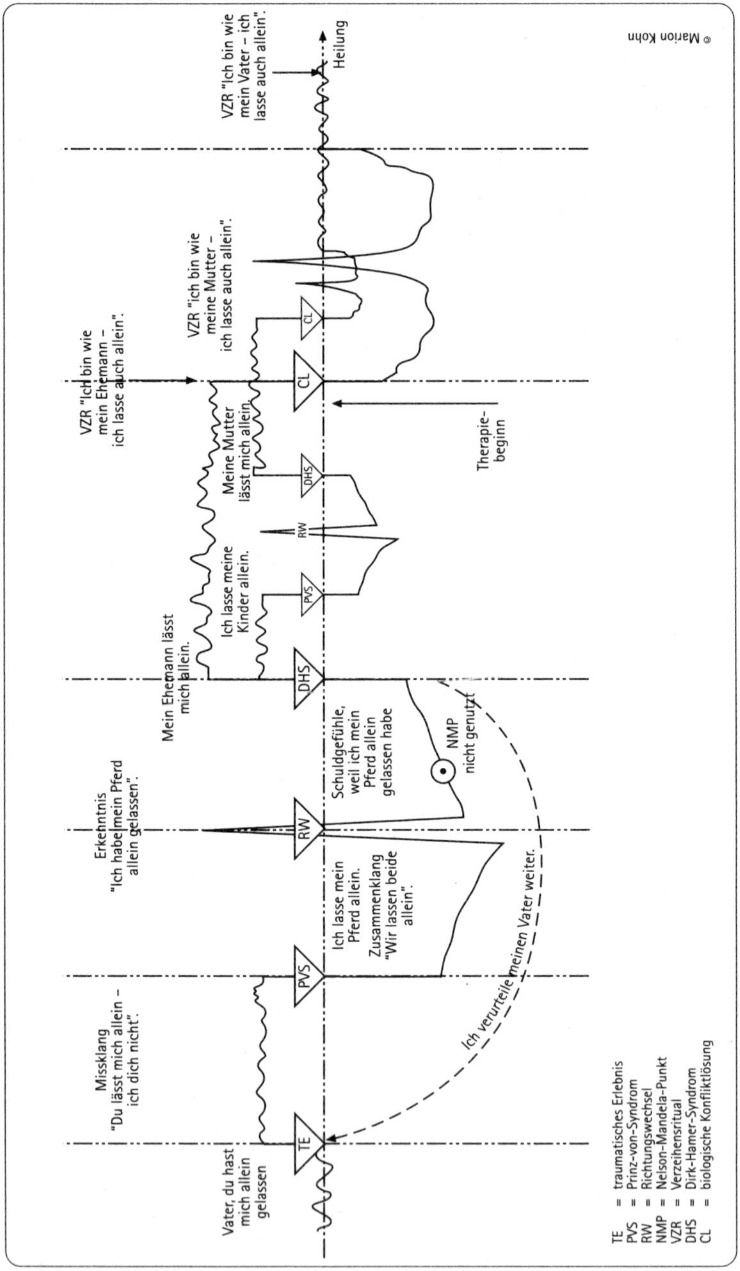

Fallbeispiel Tanja

gesund. Er wirkt in diesem Sinne auch positiv auf die ihn umgebenden Menschen ein, die an dem Konflikt beteiligt sind oder waren. (Siehe Grafik, Seite 78)

Beschreibung:

Das Bild hat waagerecht eine Zeitachse. Es zeigt von links beginnend, dass Tanja ein traumatisches Ereignis (TE) hatte. Sie fühlte sich von ihrem Vater alleingelassen, als er von der Familie weg und ins Ausland ging. Diese zwischenmenschliche Beziehung klärte sich nicht, so dass Tanja das Urteil gefällt hat: Du, Vater, lässt mich allein.

Damit kam sie in den Missklang: Du lässt mich allein - ich dich nicht. Gemäß dem 3. geistigen Gesetz wurde Tanja demnach so, wie ihr Vater. Sie ließ dann ihr geliebtes Pferd allein, als sie eine Reise mit ihrem Ehemann unternahm (PVS). In dieser Zeit wurde das Pferd verkauft, und sie wusste nicht, zu wem und wohin es kam. Es war jetzt allein, ohne sie. Damit hätte Tanja ihrem Vater verzeihen können, wenn sie die geistigen Gesetze gekannt hätte. Aber zum damaligen Zeitpunkt konnte sie die Zusammenhänge noch nicht sehen und noch nicht verzeihen. Sie war im Zusammenklang mit ihrem Vater.

Es plagten sie die Schuldgefühle, dass sie ihr geliebtes Pferd allein gelassen hatte und dass es nun ohne sie sein musste. Das war Ausdruck des Richtungswechsels (RW). So wollte sie nicht mehr sein, und sie ging nicht mehr reiten. Aber sie träumte immer wieder von ihrem Pferd.

Tanja wurde schwanger. Dann kam das Unerwartete. Ihr Ehemann kam nach Hause und sagte: Ich muss auf Dienstreise (DHS). Tanja fühlte sich alleingelassen, vor allem weil es immer wieder passierte und sie wegen der Kinder in dieser für sie nicht veränderbaren Situation bleiben musste.

Bevor Tanja in meine Behandlung kam, hatte sie immer Wassereinlagerungen im Körper, wenn ihr Ehemann auf Dienstreise war. Wenn er wieder zurück war, hatte sie Nierenschmerzen, schwitzte nachts, musste häufiger zur Toilette und die Wassereinlagerungen verschwanden. Dieses Muster wiederholte sich bei jeder Reise - und dies seit Jahren.

Erst als Tanja mit Hilfe der Therapie erkannte, dass sie sich bei dem Pferd so verhalten hatte, wie der Ehemann bei ihr, konnte sie ihm und sich selbst verzeihen (CL). Damit konnte das Sinnvolle Biologische Sonderprogramm endgültig in die zweite Phase gehen, die Nierensammelrohre konnten wieder heilen. Tanja bekam keine Wassereinlagerungen mehr, wenn ihr Ehemann verreiste.

In der Zeit zwischen dem Konfliktschock (DHS) mit dem Ehemann und der Konfliktlösung (CL) verhielt sich Tanja nochmals wie der Vater und der Ehemann. Sie ließ ihre Kinder allein, als sie und ihr Ehemann für drei Wochen nach Australien verreisten (PVS). Als später ihre Mutter nach Australien auswanderte, bekam sie noch einen Konfliktschock (DHS). Die Bedeutung dieses DHS und des zugeordneten PVS (ich lasse meine Kinder allein und verreise nach Australien) erkannte sie erst durch die Therapie und auch erst nach der Konfliktlösung des Konfliktes mit ihrem Ehemann. Auch hier löste sich der Konflikt durch ein VZR (siehe zweite CL im Diagramm).

Durch dieses Verzeihen hatte der Vater die Möglichkeit, sein Verhalten scheinbar unabhängig zu erkennen. Von sich aus entschuldigte er sich bei seiner Familie nach so langer Zeit, dass er damals ins Ausland gegangen war. Damit konnte Tanja auch ihrem Vater verzeihen.

★ ★ ★ ★ ★

Kapitel 5

DAS VERZEIHENSRITUAL (VZR) – 12 SCHRITTE ZUR VERGEBUNG

Bei meinem Buchkonflikt und beim Fallbeispiel Tanja konnten Sie schon die Wichtigkeit des Verzeihens erkennen. Um therapeutisch systematisch arbeiten zu können, habe ich zu den geistigen Gesetzen noch ein Verzeihensritual entwickelt, das ich Ihnen im Folgenden vorstellen möchte.

Sie haben eine Erkrankung? Sie haben aus der Tabelle von Dr. Hamer oder selbst den dazugehörigen Konflikt gefunden? Dann können Sie das Verzeihensritual durchführen.

Verzeihensritual

anhand unseres Beispiels: "Du hast mich allein gelassen, als du verreist bist."

1. Schritt:

Finden Sie das Urteil, das Sie über Ihren Täter fällen.

"Du hast mich allein gelassen, als du verreist bist."

Finden Sie die genaue Formulierung, präzise und kurz. Stehen Sie zu Ihren Gefühlen von Wut, Ärger, Hass, Traurigkeit, Enttäuschung, Hilflosigkeit, Ohnmacht und so weiter.

Teilen Sie sich unbedingt mindestens einer am Konflikt unbeteiligten Person mit, damit Sie aus Ihrer Isoliertheit herauskommen. Lassen Sie sich trösten. Sie können es sich zusätzlich auch von der Seele schreiben. Wenn Sie einen Brief schreiben, schicken Sie ihn jedoch nicht ab.

2. Schritt:

Erkennen Sie, bei wem, wann und warum Sie vor Ihrem DHS Täter waren mit dem Inhalt des Urteils.

Es bedarf einiger Übung, das genaue Ereignis dazu zu finden. Es kann auch mehrere geben, oder es ist vielleicht sogar ein Grundmuster von Ihnen.

Anmerkung:

Beachten Sie, dass es nicht darum geht, wie fälschlicherweise weit verbreitet angenommen wird, dass Sie genau das Gleiche getan haben müssen. Wenn Sie überfallen wurden, heißt es nicht, dass Sie auch jemanden überfallen haben müssen. Es geht nur um das Urteil, das Sie über Ihren Täter fällen. Denn das kann stattdessen auch heißen, "Du Täter hast mich überlistet" oder "Du Täter hast meine Grenze überschritten". Es kommt auf Ihre Urteilsworte an, und danach dürfen Sie suchen.

Notieren Sie alle Gründe, die Ihnen einfallen, warum Sie so gehandelt haben.

Ich habe X (mein Opfer) allein gelassen, als ich verreiste ...
... weil ich Zeit für mich brauchte.
...
und die vielen anderen Gründe.

3. Schritt:

Verzeihen Sie Ihrem Täter aus Ihren Gründen (setzen Sie Ihre Gründe von Schritt 2 äquivalent ein).

Y (mein Täter), ich verzeihe dir, dass du mich allein gelassen hast, als du verreist bist ...

... weil du Zeit für dich gebraucht hast.

...

und die vielen anderen Gründe.

Mit dieser Verzeihensübung, die ich gern empfehle, lernen Sie sich und den anderen besser kennen. Schreiben Sie alle Gründe auf, die Ihnen einfallen, warum Sie so gehandelt haben, wie Sie es taten, und verzeihen Sie dann. Es können ruhig 10 bis 30 Gründe sein. Sie werden verblüfft sein, warum Sie es taten und was das mit Ihrem "Täter" zu tun hat, der Ihnen in "bedingungsloser Liebe" den Spiegel vorhält.

Es gibt viele Möglichkeiten, wie Sie das Verzeihen praktizieren können. Das effektivste und zwischenmenschlich schönste Verzeihen ist im direkten Kontakt mit der entsprechenden Person. Dies löst meist heftige Gefühle auf beiden Seiten aus und wird für beide Parteien als sehr erlösend empfunden. Doch manchmal ist das Verzeihen im direkten Kontakt nicht möglich, so dass Sie andere Varianten vorziehen müssen oder wollen. Zum einen kann die entsprechende Person verstorben sein oder einen unbekannten Aufenthaltsort haben. Zum anderen kann es sein, dass die Person Sie nicht versteht oder sie dies als unpassend empfindet. Gehen Sie nach Ihrem Gefühl, wo und wie Sie die meisten Emotionen empfinden können und den leichtesten Zugang zu dieser Person haben. Vielleicht möchten Sie in Vergebung gehen an einem gemeinsamen Ort, in der Kirche, am Grab, in Meditation, mit einem Foto oder mit einem bestimmten Gegenstand. Das Wichtigste ist, dass die Vergebung wirklich in Ihrem Herzen stattfindet.

Versuchen Sie, Ihren Täter zu verstehen, indem Sie es auch einmal aus seiner Sicht sehen.

Versuchen Sie, sich in die andere Person einzufühlen, warum sie so gewesen ist. Sehen Sie es einmal aus deren Sicht. Versuchen Sie Verständnis zu haben. Auch das können Sie schriftlich in Form eines Briefes tun, ohne ihn abzuschicken. Aus eigener Erfahrung weiß ich, dass einem noch mehr Dinge bewusst werden, wenn man den Brief sehr gründlich schreibt. Die Arbeit lohnt sich.

4. Schritt:

Erkennen Sie Ihren Täter als Helfer. Erkennen Sie, dass er so sein musste, damit Sie wieder heil werden können.

Durch ihn haben Sie die Möglichkeit, Ihre Verwicklung in eine Entwicklung zu verwandeln. Erkennen Sie den göttlichen Anteil in ihm, welche Chance er Ihnen gibt. Erkennen Sie, dass er Ihnen nur das als Spiegel zeigt, was Sie auflösen dürfen. Danken Sie ihm.

Sicher ist es schwierig, das direkt zu tun. Wahrscheinlich würde die Person sich über sie wundern. In Gedanken oder als Brief, den Sie nicht abschicken, haben Sie aber auch einen Schritt in die richtige Richtung getan.

An unserem Beispiel:

Tanja konnte ihrem Ehemann für seinen Spiegel danken. Er lässt sie allein, aber nicht, weil er sie nicht liebt, sondern er macht nur eine Reise. Er wollte ihr nur zeigen, was sie sich nicht verziehen hat. So wie Tanja damals nur eine Reise machte und ihr Pferd alleine ließ.

Der Täter Ehemann hat einen göttlichen Sinn, nämlich zu zeigen, was seiner Frau fehlt.

5. Schritt:

Erkennen Sie, warum und wie Sie sich als Opfer gefühlt haben.

Ich habe mich *alleingelassen gefühlt, als Y (mein Täter) verreist ist ...*

... weil ich dadurch überfordert war.

...

und die vielen anderen Gründe.

6. Schritt:

"Ent-Schuld-igen" Sie sich bei Ihrem Opfer, haben und zeigen Sie Mitgefühl und korrigieren Sie, wenn nötig, Ihr Verhalten. Setzen Sie die Gründe von Schritt 5 ein.

X (mein Opfer), es tut mir leid, dass ich dich in diese Lage gebracht habe, *dich allein gelassen habe oder dass du dich so alleingelassen gefühlt hast, als ich verreist bin.*

Ich kann jetzt fühlen, wie du dich gefühlt hast.

Es tut mir leid, wenn du dich überfordert gefühlt hast.

Es tut mir leid, ...

Ich werde dir helfen ...

Anmerkung:

Die wahrscheinlich beste Lösung bei einem Konflikt ist, wenn die zwischenmenschliche Beziehung bereinigt ist. Wenn man die Vergebung vom Opfer bekommt, fühlt sich das am besten an. Nur manchmal ist diese Möglichkeit nicht erreichbar. Dann ist die "Ent-Schuld-igung" beim Opfer der nächste und beste Schritt zur eigenen Heilung. Das Opfer, das nicht verzeiht und damit erneut ein Urteil fällt, begibt sich in DHS-Gefahr.

Mt (6,14-15)

"Wenn ihr den anderen verzeiht, was sie euch angetan haben, dann wird auch euer Vater im Himmel euch eure

Schuld vergeben. Wenn ihr aber den anderen nicht verzeiht, dann wird euer Vater euch eure Verfehlungen auch nicht vergeben."

7. Schritt:

Bitten Sie Ihr Opfer, dass es Ihnen verzeiht (in Meditation, in Gedanken, von Herzen oder direkt).

Vielleicht kann Ihr Opfer die Übung auch machen. Es kann sehr hilfreich sein, wenn Sie direkt mit der Person zu tun haben. Vor allem dann, wenn Sie sich schuldig fühlen.

8. Schritt:

Verzeihen Sie sich selbst.

Aus dem Neuen Testament:
"Liebe deinen Nächsten wie dich selbst."

Wenn der andere (Ihr Täter) so ist, wie Sie waren oder sind, und wenn Sie vielleicht auch noch andere kennen, die so sind, und Sie ihnen verzeihen können, dann können Sie sich auch selbst verzeihen. Stellen Sie sich nicht über andere, aber vergessen Sie sich nicht. Denn es heißt nicht, liebe den anderen mehr als dich selbst. Treten Sie aus der Isoliertheit heraus. Sie sind nicht allein mit dem Thema. Andere sind genauso "Täter" und genauso auch "Opfer". Aber eigentlich sind sie alle auch bedingungslose Liebe. Ein Teil ist Täter, und der andere Teil ist bedingungslose Liebe.

Mit verschiedenen Techniken (z. B. die Klopftechnik (MET) - sanftes Beklopfen von bestimmten Akupunkturpunkten am Körper oder wingwave - bilaterale Hemisphärenstimulation in Kombination mit NLP und einem kinesiologischen Muskeltest) können Gefühle,

Schuldgefühle und Glaubenssätze innerhalb kürzester Zeit aufgelöst werden. Solange Sie sich schuldig fühlen, kann Sie immer noch ein Täter als Helfer in bedingungsloser Liebe darauf aufmerksam machen.

9. Schritt:

Erkennen Sie, dass auch Sie ein göttlicher Helfer bei Ihrem Opfer waren.

Auch Ihr Opfer hatte dadurch die Chance, etwas zu erkennen und sich weiterzuentwickeln. Was es erkennen kann, hängt davon ab, welches Urteil Ihr Opfer über Sie gefällt hat.

10. Schritt:

Bitten Sie Ihren Täter, falls Sie es noch brauchen, dass er sich bei Ihnen dafür "ent-Schuld-igt", dass er kein Mitgefühl mit Ihnen hatte. Sie können sich auch trösten lassen.

Damit helfen Sie auch dieser Person aus dem Rad der Erkrankung, der DHS-Gefahr, dem "Ursache-Wirkung-Prozess" auszusteigen.

11. Schritt:

Opfer-Täter-Fragen

Was will/wollte das Opfer von Ihnen?
Mein Pferd wollte sicher, dass ich bei ihm bleibe.

Was wollen/wollten Sie von Ihrem Täter?
Ich möchte, dass du, Ehemann, zu Hause bei mir bleibst und mit mir und den Kindern etwas unternimmst.

Was will/wollte Ihr Täter von Ihnen?
Mein Ehemann möchte, dass ich ihn in Ruhe auf Dienstreise gehen lasse und dass es mir dabei gut geht.

Was wollen/wollten Sie von Ihrem Opfer?
Ich wollte auch, dass mein Pferd mich in Ruhe wegfahren lässt und es ihm gut dabei geht. Ich kann das jetzt verstehen. Meine Pferde brauchen mich, ich tue ihnen gut. Ich habe erkannt, dass ich meinen Fokus zu sehr auf meinen Mann gerichtet hatte. Ich habe nicht mehr das gelebt, was noch in mir ist.

Überdenken Sie, was für Ihre Lösung möglich ist. Seien Sie realistisch, und haben Sie Mitgefühl.
Ich erkenne, dass mein Ehemann seine Arbeit tun muss, d. h. in diesem Fall auf Dienstreise zu gehen. Und mit wem soll ich etwas machen? Es sind die Pferde, die ich über alles liebe und von denen ich mich abgewandt habe. Danke, Ehemann, dass du mir meinen Weg gezeigt hast.

Anmerkung:
Für manche Menschen reicht die Erkenntnis. Andere müssen sich wirklich den Pferden widmen, und wiederum andere müssen sich vielleicht tatsächlich vom Ehemann trennen, um wieder gesund zu werden. Aber es ist wichtig, dass Sie sich Zeit lassen, dass Sie wirklich alles verstehen und verarbeiten. Andernfalls kann es zu übereilten Handlungen kommen, die Sie letztlich nicht zur Lösung führen werden.

12. Schritt:
Erkennen Sie, über wen Sie noch das Urteil gefällt haben.
Gehen Sie bis in Ihre Kindheit zurück. Vielleicht bringt Ihr "Täter" Ihnen das Geschenk zu erkennen, in welcher ungeklärten zwischen-

menschlichen Beziehung aus dieser Zeit Sie noch stecken. Erinnert Ihr Täter Sie vielleicht an die gleichen Gefühle wie in der Kindheit, damit Sie erkennen können, welchen Schmerz Sie nicht verarbeitet haben?

Erkennen Sie, welche Glaubenssätze Sie dadurch entwickelt haben.

Glaubenssatz: Ich werde immer allein gelassen.

Überprüfen Sie, ob Sie zu dieser Zeit Ihre Gefühle gezeigt haben. Konnten Sie zeigen, wie es Ihnen wirklich ging? Nicht nur Ihre Wut, Ihren Ärger und Ihr Unverständnis, sondern auch Ihre unendliche Traurigkeit oder Angst?

Klären Sie, wenn nötig, Ihre zwischenmenschliche Beziehung persönlich oder auf energetischer Ebene. Bringen Sie Ihre steckengebliebenen Impulse in Gang, damit sich Ihre energetischen Blockaden im Körper auflösen.

Ich erkenne, dass ich mich von meinem Vater alleingelassen fühlte. Daraus habe ich den Glaubenssatz entwickelt: "Ich werde immer allein gelassen", was sich im Außen ständig spiegelte. Inzwischen bin ich auch jemand, der andere (Pferd/Kinder) allein gelassen hat. Ich kann meinem Vater verzeihen.

Ich kann noch einmal meinem Ehemann danken, dass er mir gezeigt hat, welche Wunde ich mit meinem Vater noch nicht verarbeitet hatte, welches Urteil ich gegen ihn hatte und welchen Glaubenssatz ich seitdem hatte.

Erkennen Sie: Ich bin im Einklang mit dem Thema des Urteils. Ich habe beide Seiten durchlebt.

Ich habe mich alleingelassen gefühlt, und ich habe andere allein gelassen.

Dadurch kann ich erkennen, ich bin nicht anders als der andere.

Erkennen Sie, dass es das "Böse" nicht gibt. Es gibt bedingungslose Liebe. Und es gibt ein Wiederkehren unserer Handlungen, und die können sich wirklich böse anfühlen.

Ich verzeihe meinem Täter Ehemann, und ich kann ihn als meine "Medizin bedingungsloser Liebe" erkennen. Ich kann ihm danken.

Erkennen Sie, welchen Impuls Sie angehalten haben, seitdem Sie Täter waren, denn diesen Impuls zeigt Ihnen Ihr Täter in bedingungsloser Liebe.

Nehmen Sie in der nächsten Zeit wahr, wo Sie einmal so sein wollen wie Ihr Täter, auch um ihm noch besser verzeihen zu können.

Ich habe verstanden, dass ich den Impuls "andere allein zu lassen" angehalten habe, weil ich mir das nicht verziehen habe. Dadurch ist mein Leben sehr eintönig geworden. Ich werde in nächster Zeit immer wieder versuchen wahrzunehmen, wann ich so sein will, wie mein Ehemann, damit ich ihm sein Verhalten ("Du lässt mich allein") verzeihen kann. Ich erkenne, ich will mich mehr um mich kümmern, was nach sich zieht, dass ich zwangsweise andere allein lasse.

Anmerkung:

Bittet Sie jemand um Entschuldigung, dann machen Sie das Verzeihensritual, und beherzigen Sie die folgenden Sätze aus dem Neuen Testament, damit auch Sie aus dem Rad der Erkrankung/ des Sinnvollen Geistigen Sonderprogramms / der DHS-Gefahr aussteigen können.

Wenn Sie vergeben, heißt das nicht, dass Sie alles erdulden müssen. Sie dürfen und sollten Ihre Grenzen setzen, Sie müssen nicht alles ertragen. Schauen Sie dann, was Sie daraus gelernt haben und was Ihr nächster Schritt ist.

Ich möchte noch einmal betonen, dass man die vielen scheinbar negativen Dinge, die einem angetan wurden, nicht gutheißen soll. Sie dienen lediglich der Erkenntnis. Ich will hier auch in keiner Weise einen Täter verherrlichen. Ich möchte nur, dass Sie auch die andere Seite sehen. Es geht um Ihre Heilung.

Diese Übung ersetzt nicht den Arzt oder Therapeuten, aber Sie können sich damit bereits gut vorbereiten und im Vorfeld Dinge auflösen und zu Ihrem Wohlbefinden beitragen.

Beachten Sie, dass Sie, wenn Sie dieses Verzeihensritual machen, einen oder mehrere Konflikte lösen können, was dazu führen kann, dass Sie Biologische Sonderprogramme auslösen. Diese können je nach Gewebeart zu verschiedenen heftigen Heilsymptomen führen, die bei ihrem Auftreten unter therapeutischer Aufsicht sein sollten. Wählen Sie dazu vorzugsweise einen Therapeuten, der die fünf Biologischen Naturgesetze und wenn möglich die geistigen Gesetze verstanden hat.

Prüfen Sie, ob Sie wirklich verziehen haben. Sie sollten das Verzeihen nicht nur aus dem Verstand heraus tun. Verzeihen Sie gründlich, so dass Sie es in Ihrem Herzen, Ihrem ganzen Körper und Ihrer Seele spüren können.

Eine Wunde muss immer gründlich gereinigt werden, damit sie heilen kann.

Mt (6, 14-15)
"Wenn ihr den anderen verzeiht, was sie euch angetan haben, dann wird auch euer Vater im Himmel euch eure

Schuld vergeben. Wenn ihr aber den anderen nicht verzeiht, dann wird euer Vater euch eure Verfehlungen auch nicht vergeben."

Mt (18, 35)
"So wird euch mein Vater im Himmel auch behandeln, wenn ihr eurem Bruder nicht von Herzen verzeiht."

Lukas (7,3-4)
"Wenn dein Bruder Unrecht getan hat, dann weise ihn zurecht, und wenn er es bereut, dann verzeih ihm. Selbst wenn er siebenmal am Tag an dir schuldig wird, sollst du ihm verzeihen, wenn er kommt und sagt: Es tut mir leid!"

★ ★ ★ ★ ★

Kapitel 6

DIE VER- UND ENTWICKLUNGSSPIRALE

Wenn Sie das Verzeihensritual durchführen, geht es nicht nur um den einen Konflikt, sondern Sie berühren damit auch weitere eigene Konflikte und andere Menschen. Das heißt, durch das Verzeihen lösen Sie eine Kettenreaktion aus für alle Menschen, die mit Ihrem Konflikt verwickelt waren, und Sie verändern damit Ihr Umfeld. Aber es geschieht noch mehr, denn Sie verändern sich grundlegend. Wenn Sie ein bestimmtes Verhalten verziehen haben und sich damit auch verändern, dann gestalten Sie sich generell eine konfliktfreiere Zukunft, als wenn Sie nicht verziehen hätten. Sie lösen sich aus den Verwicklungen Ihres bisherigen Lebens.

Als wir geboren wurden und vergessen hatten, woher wir gekommen sind - aus der bedingungslosen Liebe, "dem Reich Gottes" -, und die Liebe nicht gelebt haben, begannen wir, uns in diesem Leben zu "verwickeln". Die Erlebnisse mit unseren Wertungen, Urteilen, Bedingungen und unserem Leid brachten uns in eine Art Verwicklungsspirale, bis eines Tages alles fest verwickelt war. Es ist der Moment, an dem Krankheit, Schmerz und Leid kommen.

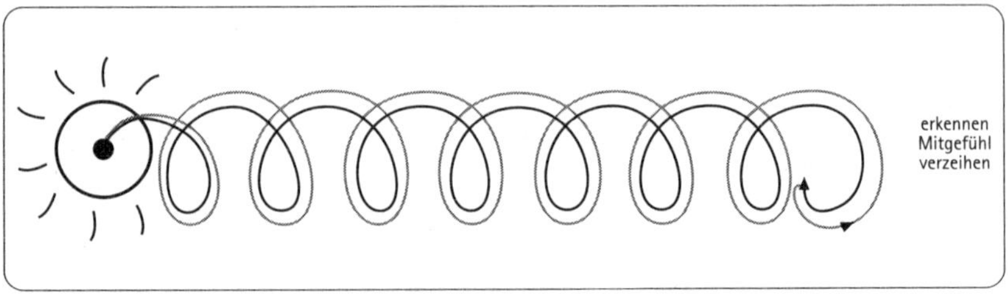

Die Ver- und Entwicklungsspirale

Und nun müssen wir uns wieder "ent-wickeln". Unser Täter ist dafür der Helfer. Durch ihn wirkt die bedingungslose Liebe, und mit Hilfe des Täters haben wir die Chance, unsere Verwicklung zu lösen.

Mit dem Verzeihensritual können wir uns wieder "ent-wickeln", bis wir erneut ankommen in der bedingungslosen Liebe - dem "Reich Gottes", dem Paradies, dem Zustand des "Heil-seins".

Wenn Sie diese Verzeihensarbeit tun, werden Sie immer mehr entdecken, wie Sie sich einst verwickelt haben und wie viel Freude es macht, die Verwicklungen zu lösen. Sie können Ihr Leben verstehen, sich verstehen und Ihre Mitmenschen verstehen. Sie können, wenn Sie die bedingungslose Liebe leben, feststellen, dass Sie gesunden, heil werden und sich Ihr Leben zum Positiven hin verändert.

★ ★ ★ ★ ★

Kapitel 7

FALLBEISPIELE

Ich möchte darauf hinweisen, dass die Fallbeschreibungen zwar die fünf Biologischen Naturgesetze und die Tabelle von Dr. Hamer (siehe Kapitel Literatur) benutzen, um Zusammenhänge zu erklären, aber eben keine Falldarstellungen sind, die diese erklären sollen. Deshalb sind oft Aspekte der Erkenntnisse von Dr. Hamer nur angedeutet. Keineswegs sollen auch Erkenntnisse von Dr. Hamer verändert werden. Es geht bei den Fallbeschreibungen um einen zusätzlichen Aspekt, nämlich um das Verstehen der geistigen Zusammenhänge, d. h. der geistigen Gesetze.

Fallbeispiele Verzeihensrituale

Fallbeispiel Verzeihensritual von Ruth

Persönliche Daten: Ruth, 55 Jahre, Rechtshänderin

Symptome und Vorgeschichte:
Ruth hatte seit anderthalb Jahren starke Schmerzen im rechten Oberschenkel. Begonnen hatten diese sehr plötzlich, so dass sie zum Arzt ging. Dieser stellte die Diagnose "Verdacht auf Muskelfaserriss"

und überwies sie an einen Orthopäden. Der Orthopäde vermutete allerdings eine Thrombose, weshalb sie sofort zum Gefäßspezialisten musste. Dieser machte eine Ultraschalluntersuchung, die aber keinen Befund ergab. Prophylaktisch verordnete er ihr zehn Thrombosespritzen. Leider veränderte sich dadurch nichts. Die Schmerzen waren mal da und mal nicht, doch wenn sie da waren, dann ziemlich heftig.

Ruth und ich suchten gemeinsam nach dem Konflikt, der hinter den Symptomen stecken könnte. Ich vermutete laut der Tabelle von Dr. Hamer den folgenden Konfliktinhalt: Es musste bei ihr als Rechtshänderin etwas mit ihrem Partner zu tun haben, da es ihr rechter Oberschenkel war.

Konfliktinhalt:
etwas nicht durchsetzen oder durchstehen können

Ruth konnte ihre Ansichten gegenüber ihrem Ehemann nicht durchsetzen. Er traf die Entscheidungen für sie.

Dazu machte Ruth folgendes Verzeihensritual:

Schritt 1:
Finden Sie das Urteil, das Sie über Ihren Täter fällen.
Urteil über meinen Ehemann: Du triffst Entscheidungen für mich.

Schritt 2:
Erkennen Sie, bei wem, wann und warum Sie Täter mit dem Inhalt des Urteils waren.

Wann habe ich eine Entscheidung für jemand anderen getroffen, die ihm nicht gefallen hat, und mich dann schlecht gefühlt?

Ein Kollege hatte etwa vor drei Jahren angefangen, mich zu umwerben. Ich fand ihn auch sehr nett, aber ich hatte die Entscheidung für ihn mitgetroffen, dass es keinen Kontakt gibt. Das verletzte ihn, und ich hatte ein schlechtes Gewissen.

Ich hatte die Entscheidung für meinen Kollegen mitgetroffen ...
... weil ich verheiratet bin.
... weil ich immer die Stärkere sein musste, er war zu schwach.

Schritt 3:
Verzeihen Sie Ihrem Täter aus Ihren Gründen.
Ehemann, ich verzeihe dir, dass du die Entscheidungen für mich mittriffst ...
... weil wir verheiratet sind.
... weil du immer der Stärkere sein musst, ich bin zu schwach.

Jetzt, da ich meine Gründe (ich hatte die Entscheidung für meinen Kollegen mitgetroffen) kenne, kann ich meinem Ehemann verzeihen. Ich bemerke, dass es genau die Gründe sind, weswegen mein Ehemann die Entscheidungen bisher für mich getroffen hat.

Schritt 4:
Erkennen Sie Ihren Täter als Helfer. Erkennen Sie, dass er so sein musste, damit Sie wieder heil werden können.
Ehemann, ich verstehe dich und danke dir für deinen Spiegel. Ich danke dir, dass du mir gezeigt hast, wo ich vom Weg abgekommen bin und dass ich mich schuldig gefühlt habe - schuldig, dass ich für meinen Kollegen die Entscheidung getroffen habe, dass es keinen Kontakt mehr gibt, obwohl er noch starke Gefühle für mich hatte. Du hast mir gezeigt, dass es wichtig für mich ist, dass ich mir das

verzeihe und gleichzeitig aber auch Mitgefühl mit meinem Kollegen haben kann.

Schritt 5:

Erkennen Sie, warum und wie Sie sich als Opfer gefühlt haben.

Ich kann meine Ansichten nicht vertreten ...

... weil ich zu schwach bin.

... weil dem Klischee entsprechend der Ehemann sowieso das letzte Wort hat.

... weil ich meine Gefühle meinem Ehemann gegenüber nicht äußern kann.

Schritt 6:

"Ent-Schuld-igen" Sie sich bei Ihrem Opfer, haben und zeigen Sie Mitgefühl und korrigieren Sie, wenn nötig, Ihr Verhalten. Setzen Sie die Gründe von Schritt 5 ein.

- Kollege, es tut mir leid, dass ich die Entscheidung für dich mitgetroffen habe. Ich kann jetzt fühlen, wie du dich gefühlt haben musst.
- Es tut mir leid, dass du zu schwach bist.
- Es tut mir leid, dass du denkst, die Frauen haben immer das letzte Wort.
- Es tut mir leid, dass du deine Gefühle mir gegenüber nicht äußern kannst, wenn es darum geht, deine Ansichten zu vertreten.

Durch diese Übung fällt mir erst auf, dass ich früher die Eigenschaft meines Ehemanns, immer entscheiden zu wollen, willkommen geheißen habe. Nachdem ich genau das gleiche Verhalten meinem Kollegen gegenüber gezeigt und mich damit schlecht gefühlt hatte, störte mich überraschenderweise, die Zusammenhänge nicht erkennend, diese Eigenschaft meines Ehemanns.

Nun kann ich mitfühlen, wie sich mein Kollege mit meiner Entscheidung fühlt. Außerdem fiel mir bei der Übung auf, dass mein Kollege tatsächlich die gleichen Gefühle und Einstellungen hat wie ich. Es ist verblüffend, dass mein Kollege sich mir gegenüber tatsächlich schwach fühlte. Er, der selbst verheiratet ist, hat eine dominante Frau, und er denkt wirklich, dass Frauen immer das letzte Wort haben. Und Gefühle mir gegenüber konnte er nie äußern.

Schritt 7:

Bitten Sie Ihr Opfer, dass es Ihnen verzeiht.

In Gedanken bat ich meinen Kollegen, mir zu verzeihen. Natürlich wäre es im direkten Kontakt besser gewesen, aber dazu hatte ich noch nicht den Mut.

Schritt 8:

Verzeihen Sie sich selbst.

Mit Hilfe der Klopftechnik konnte ich mir verzeihen, dass ich die Entscheidung für meinen Kollegen mitgetroffen hatte.

Schritt 9:

Erkennen Sie, dass auch Sie ein göttlicher Helfer bei Ihrem Opfer waren.

Ich erkenne, dass mein Ehemann ein Helfer für mich war. Er zeigte mir, dass ich mich meinem Kollegen gegenüber schuldig fühlte, weil ich eine Entscheidung für ihn mitgetroffen hatte. Und ich habe meinem Kollegen wehgetan. Teilweise hatte ich keinerlei Mitgefühl ihm gegenüber.

So wie mein Ehemann mein Helfer war, war ich der Helfer für meinen Kollegen, damit er etwas erkennen konnte. Was, das hängt davon ab, welches Urteil mein Kollege über mich gefällt hat. Ich bin auch ein Segen für meinen Kollegen, damit er seinen nächsten Schritt erkennen und gehen kann.

Schritt 10:
Bitten Sie Ihren Täter, falls Sie es noch brauchen, dass er sich bei Ihnen "ent-Schuld-igt" für sein Verhalten, bei dem er kein Mitgefühl mit Ihnen hatte. Sie können sich auch trösten lassen.

Ich brauchte keine Entschuldigung. Ich bat meinen Ehemann, Entscheidungen mit mir gemeinsam zu treffen.

Schritt 11:
Opfer-Täter-Fragen

Was will/wollte das Opfer von Ihnen?
Mein Kollege wollte intensiven, auch sexuellen Kontakt mit mir haben.

Was wollen/wollten Sie von Ihrem Täter?
Ich will von meinem Ehemann intensiveren, auch sexuellen Kontakt.

Was will/wollte Ihr Täter von Ihnen?
Mein Ehemann will mit mir nicht über sexuelle Dinge sprechen.

Was wollen/wollten Sie von Ihrem Opfer?
Ich will von meinem Kollegen, dass wir nicht über sexuelle Dinge sprechen.

Überdenken Sie, was für Ihre Lösung möglich ist. Seien Sie realistisch, und haben Sie Mitgefühl.
Nachdem ich diesen Schritt 11 durchgeführt hatte, musste ich eine Lösung suchen.

Ich danke dir Kollege, dass ich durch dein Verhalten erkennen kann, dass ich zu Hause bei meinem Ehemann auch einmal eine sexuelle Entscheidung treffen sollte.

Schritt 12:
Erkennen Sie, über wen Sie noch das Urteil gefällt haben.
In der Kindheit habe ich ähnliche Situationen mit meinen Eltern erlebt. Sie haben einfach Entscheidungen für mich getroffen, mit denen ich nicht einverstanden war. Dabei fühlte ich mich auch zu schwach und dachte, dass die Eltern sowieso das letzte Wort haben, und ich konnte keine Gefühle äußern, genau wie bei meinem Ehemann. Danke Ehemann, dass du mir gezeigt hast, welches Urteil ich noch über meine Eltern hatte, was ich ihnen noch nicht verziehen hatte und was ich aus der Kindheit noch nicht verarbeitet hatte.

Erkennen Sie, welche Glaubenssätze Sie dadurch entwickelt haben.
Meine Glaubenssätze, die ich mir durch meinen Vater kreiert hatte:

Ich muss perfekt sein.
Ich muss immer volle Leistung bringen.
Der Mann im Haus entscheidet.

Genauso lief auch mein Leben ab. Diese Glaubenssätze löste ich mit der Klopftechnik auf.

Erkennen Sie:
Ich bin im Einklang mit dem Thema des Urteils. Ich habe beide Seiten durchlebt.

Ich bin im Einklang mit dem Thema des Urteils: "Du triffst Entscheidungen für mich." Ich habe beide Seiten durchlebt. Einmal wurden die Entscheidungen von meinem Vater und Ehemann für mich getroffen, was ich nicht wollte, und ein anderes Mal habe ich Entscheidungen für meinen Kollegen getroffen, was er nicht wollte. Ich verzeihe meinem Vater, meinem Ehemann, meinem Kollegen und mir selbst. Ich erkenne meinen Vater, meinen Ehemann und meinen Kollegen als Medizin bedingungsloser Liebe an und kann ihnen für ihr Verhalten danken.

Nachdem ich dieses Verzeihensritual durchgeführt habe, waren am nächsten Morgen keine Schmerzen mehr im Oberschenkel zu spüren - und dies hielt dauerhaft an. Nur manchmal, wenn ich Entscheidungen vor mir hergeschoben hatte, meldete sich mein Helfer Oberschenkel als Schmerz, damit ich in die Gänge kam. Sobald ich die Entscheidung dann getroffen hatte, war der Schmerz auch sofort verschwunden.

Nach dem Verzeihensritual hatte ich mich gleich entschlossen, in ein Erotikfachgeschäft zu gehen, um ein kleines Spielzeug für die "eheliche Pflicht" zu kaufen.

Es kam von Zeit zu Zeit noch vor, dass ich Beschwerden im Bein bekam. Oft waren es wieder dieselben Muster und Probleme, ich musste meine "Frau" stehen! Ließ ich mir auf der Arbeit etwas aufdrücken und begann mich zu ärgern, plagte mich mein Bein.

Genauso, wenn ich ein schlechtes Gewissen meinem Kollegen gegenüber hatte. Überall im Alltag, wo ich mich melden und zeigen musste, was ich wirklich will (aber es nicht tat), schmerzte mein Bein. Ich lernte immer weiter, und die Beschwerden wurden stetig weniger, bis sie ganz verschwanden.

In einem unserer letzten Gespräche zu diesem Thema "Entscheidungen für andere treffen" zeigte sich, dass Ruth sich selbst noch nicht ganz verziehen hatte, dass sie für ihren Kollegen die Entscheidung mitgetroffen hatte. Sie konnte sich nun verzeihen, dass sie in der Kindheit und bei ihrem Ehemann ...

... zu schwach gewesen war.

... glaubte, dass die Eltern/der Ehemann sowieso das letzte Wort haben/hat.

... keine Gefühle äußern konnte.

•••••

Fallbeispiel Verzeihensritual von Marianne

Persönliche Daten: Marianne, 41 Jahre, Rechtshänderin

Bei Marianne geht es ursprünglich nicht wie bei Ruth um ein körperliches Symptom, sondern um eine Vergewaltigung und um die daraus folgenden Probleme mit ihren Mitmenschen. Das nun folgende Verzeihensritual zeigt das Geschehen bis zum Verzeihen.

Mein Problem:

Ich bin von meinem ersten Ehemann mit 20 Jahren vergewaltigt worden. Infolgedessen hatte ich kein Selbstvertrauen und kein

Selbstwertgefühl mehr. Sex hatte ich wenig. Das Verhältnis zu Männern ist bis heute distanziert, z. B. mag ich keine innigen Begrüßungen oder Umarmungen.

Mein Glaube:

- Alle Männer sind Schweine. Mein zweiter Ehemann fragte mich, warum ich alle Männer hasse.
- Meine Kinder nehmen mich nicht ernst.
- Ich werde von allen missachtet.
- Ich bekomme keine Anerkennung für meine Leistungen.
- Ich kann schlecht Grenzen setzen.
- Ich wirke auf andere streng, unnahbar und extrem perfekt.

Schritt 1:

Finden Sie das Urteil, das Sie über Ihren Täter fällen.

Urteile über meinen ersten Ehemann:

Du hast meine Grenzen überschritten, warst egoistisch, hast mich beleidigt und mich nicht anerkannt.

Hallo erster Ehemann!

Weißt du eigentlich, was du mir in fünf Jahren Ehe alles angetan hast? Ich glaube, dass hast du gar nicht bemerkt. Du bist so selbstgefällig, stolz und selbstverliebt, dass du nicht einmal gemerkt hast, wie ich gelitten habe. Du konntest dir meine Totalverweigerung nicht erklären, und ich konnte es nicht aussprechen. Ich habe 20 Jahre gebraucht, um darüber sprechen zu können. Du hast mich gezwungen, Dinge zu tun, zu denen ich noch nicht bereit war. Du hast mich verletzt - nicht nur körperlich. Du erinnerst dich, was eine Woche vor unserer Hochzeit passiert ist? Na, dämmert es? Nein!!! Nicht wahr. Aber wenn eine Frau schreit und strampelt, im Moment keinen Sex will und danach sogar verletzt ist und blutet, dann nennt man das Vergewaltigung! Aber du tust ja so etwas nicht! Du Schwein hast es getan!!! Und du hast ähnliche Dinge immer wiederholt. Es hat mich angeekelt. Du hast gestunken. Ich habe keine Luft bekommen und dachte, ich würde ersticken. Am liebsten hätte ich dir alles abgebissen. Ich wollte dich nie wieder anfassen oder gar küssen. Ich wollte nur wegrennen - weit weg!

Ich hätte damals deine Unterstützung und Liebe gebraucht. Mama war gerade gestorben und Papa war krank, von Oma ganz zu schweigen. Und was habe ich von dir bekommen? Verprügeln wolltest du mich - "grün und blau schlagen", so deine Worte. Nur mit Glück und Drohungen konnte ich dich davon abbringen. Und dann immer wieder deine sexuellen Übergriffe. Ich hatte leider nicht den Mut und die Kraft, dich anzuzeigen. Heute weiß ich, dass das falsch war. Aber 20 Jahre später ist man schlauer - und vor allem ein gutes Stück davon entfernt. Ich hoffe, ich muss dich in meinem Leben nie wieder sehen!

Marianne

Schritt 2:

Erkennen Sie, bei wem, wann und warum Sie Täter mit dem Inhalt des Urteils waren.

Als ich 17 Jahre alt war und Mama im Sterben lag, habe ich die Grenzen meines Vaters überschritten, indem ich zu Silvester ausging. Ich war egoistisch, indem ich ihn mit den Sorgen alleine ließ, und ich habe ihn nicht anerkannt, ...

... weil ich es als normal ansah, dass er Mama pflegte.

... weil ich seine Grenze nicht akzeptieren wollte.

... weil ich etwas Ablenkung brauchte, da ich überfordert war.
... weil ich für ein paar Stunden etwas verdrängen wollte.

Schritt 3:

Verzeihen Sie Ihrem Täter aus Ihren Gründen.

Erster Ehemann, ich verzeihe dir, dass du meine Grenzen überschritten hast, egoistisch warst, mich beleidigt hast und mich nicht anerkannt hast, ...

... weil du es als normal angesehen hast.
... weil du meine Grenzen nicht akzeptieren wolltest.
... weil du etwas Ablenkung gebraucht hast, da du überfordert warst.
... weil du für ein paar Stunden etwas verdrängen wolltest.

Versuchen Sie, Ihren Täter zu verstehen, indem Sie alles auch einmal aus seiner Sicht sehen.

Hallo erster Ehemann! (nur für mich geschrieben)
Ich bemühe mich, dich zu verstehen. Wahrscheinlich hast du eine ganz andere Wahrnehmung als andere Menschen. Du hast gar nicht mitbekommen, was du getan hast. Du hast auch nie gelernt, Grenzen zu akzeptieren und diese nicht zu überschreiten. Schade für dich. Denn um wirkliche Freunde und Liebe kennen zu lernen, muss man auch die Grenzen der Freude kennen und diese akzeptieren. Vielleicht liegt es daran, dass du beides noch nicht kennen gelernt hast. Denke einmal darüber nach. Es gibt nicht nur dich und deine Wünsche.

Marianne

Schritt 4:

Erkennen Sie Ihren Täter als Helfer, dass er so sein musste, damit Sie wieder heil werden können.

Hallo erster Ehemann!
Heute möchte ich dir danken, weil du mir gezeigt hast, dass ich meine Grenzen selbst überschritten hatte. Irgendwann, als ich meine Familie gepflegt habe, habe ich mich selbst verlassen und meine Grenzen überschritten. Du hast mir diesen Fehler gespiegelt bzw. gezeigt. Danke. Denn nun kann ich an mir arbeiten und mir selbst verzeihen.
Außerdem hast du mich an meine Wunde mit meinem Vater gebracht. Er hatte meine Fähigkeiten nie anerkannt, und durch ihn glaubte ich, nichts wert zu sein. Du hattest mich nochmals zu meinen Gefühlen aus meiner Kindheit gebracht, damit ich sehen konnte, was ich bis heute noch nicht verarbeitet habe und welche Glaubenssätze ich dadurch habe. Du hast mir gezeigt, was ich mir nicht verziehen habe. Ich habe mir bisher nicht verziehen, dass ich Silvester ausgegangen bin, als meine Mutter im Sterben lag.

Danke, das hast du mir gezeigt.

Marianne

Schritt 5:

Erkennen Sie, warum und wie Sie sich als Opfer gefühlt haben.

- Ich habe mich hilflos gefühlt, weil ich mich dir gegenüber nicht zur Wehr setzen konnte.
- Ich habe mich nicht anerkannt gefühlt, weil du meine Wünsche und Grenzen nicht respektiert hast.
- Ich habe mich ohnmächtig gefühlt, weil du so egoistisch warst.

Schritt 6:

"Ent-Schuld-igen" Sie sich bei Ihrem Opfer, haben und zeigen Sie Mitgefühl und korrigieren Sie, wenn nötig, Ihr Verhalten. Setzen Sie die Gründe von Schritt 5 ein.

Papa,

es tut mir leid, dass ich deine Grenzen überschritten habe, egoistisch war und dich nicht anerkannt habe. Ich kann jetzt fühlen, wie du dich gefühlt haben musst.

Es tut mir leid, dass du dich hilflos gefühlt hast, weil du dich nicht zur Wehr setzen konntest.

Es tut mir leid, dass du dich nicht anerkannt gefühlt hast, weil ich deine Wünsche und Grenzen nicht respektiert habe.

Es tut mir leid, dass du dich ohnmächtig gefühlt hast, weil ich so egoistisch war.

Schritt 7:

Bitten Sie Ihr Opfer, dass es Ihnen verzeiht.

Liebe Mama, lieber Papa, bitte verzeiht mir. Es tut mir von ganzem Herzen leid.

Schritt 8:

Verzeihen Sie sich selbst.

Liebes Ich, bitte verzeih mir. Ich habe menschliche Fehler gemacht. Es tut mir leid. Ich erkenne, dass andere auch so sind. Ich muss mich nicht schuldig fühlen. Wir sind alle gleich.

Schritt 9:

Erkennen Sie, dass auch Sie ein göttlicher Helfer bei Ihrem Opfer waren.

Papa, als ich egoistisch war, habe ich dir gezeigt, dass noch etwas in deiner Kindheit nicht geklärt war, genauso als ich deine Leistungen nicht anerkannt habe.

Mama, als ich dich beleidigt habe, war das ein Hinweis für dich und Oma.

Schritt 10:

Bitten Sie Ihren Täter, falls Sie es noch brauchen, dass er sich bei Ihnen dafür "ent-Schuld-igt", dass er kein Mitgefühl mit Ihnen hatte. Sie können sich auch trösten lassen.

Diesen Schritt kann ich nur in Gedanken gehen, da ich meinem Exmann nie wieder begegnen möchte.

Schritt 11:

Opfer-Täter-Fragen

Was will/wollte das Opfer von Ihnen?
Mein Vater wollte, dass ich seine Wünsche erfülle, auf ihn eingehe und seine Grenzen respektiere.

Was wollen/wollten Sie von Ihrem Täter?
Ich wollte, dass mein erster Ehemann auf mich eingeht und meine Grenzen respektiert.

Was will/wollte Ihr Täter von Ihnen?
Mein erster Ehemann wollte, dass ich mich seinen Wünschen beuge.

Was wollen/wollten Sie von Ihrem Opfer?
Mein Vater sollte sich meinen Wünschen beugen.

Überdenken Sie, was für Ihre Lösung möglich ist. Seien Sie realistisch, und haben Sie Mitgefühl.
Ich sehe, dass mein erster Ehemann auch "nur" seine Wünsche durchsetzen wollte. Er wollte Freude und Spaß - so wie ich auch an diesem besagten Silvesterereignis.

Schritt 12:
Erkennen Sie, über wen Sie noch das Urteil gefällt haben.
Dieses Urteil habe ich ähnlich über meinen Vater gefällt.

Dazu habe ich nochmals das Verzeihensritual mit meinem Vater gemacht:

Schritt 1a - 11a

Schritt 1a:
Finden Sie das Urteil, das Sie über Ihren Täter fällen.
Urteile über meinen Vater:
Du bist egoistisch. Du gibst keine Anerkennung. Du beleidigst. Du neigst zu Gewalttätigkeiten. Du provozierst.

Hallo Papa!
Nach so vielen Jahren bin ich immer noch nicht alles los. Ich weiß gar nicht, wo ich anfangen soll. Schon als Kind habe ich dir selten etwas recht machen können. Du hast fast gar nicht wahrgenommen, dass ich da war. Außer, wenn

es um meine Musik ging, da warst du dabei. Ich sollte deinen Traum leben. Du hast mich oft mit Schimpfworten belegt, z. B. Nutte, läufige Hündin, dumme Kuh ... Warum??? Ein junges Mädchen ist keine Nutte, weil sie ein Poster von Smokie an der Wand hat! Der erste Mann, mit dem ich Sex hatte, war Thomas, und den habe ich auch noch geheiratet. Ich habe dir nie Anlass gegeben zu solchen Äußerungen.
Wie wenig du mich gekannt hast, wurde mir richtig klar, als Mama im Sterben lag. Weißt du noch, dass du mich in die Berufsschule geschickt hast, als ich zusammengebrochen bin unter dem Druck? Deiner Meinung nach wollte ich mich um die Arbeit drücken. Als wenn ich das je nötig gehabt hätte! Von meinen Zeugnissen konntest du nur träumen. Ich weiß bis heute kaum, wie ich in die Schule kam. Am Bahnhof sprachen mich Passanten an und wollten helfen. Ich solle nach Hause gehen – welch Hohn –, da war ich ja "rausgeflogen". Von der Berufsschule wurde ich sofort nach Hause gefahren, und der Arzt stellte mich ruhig. Mitleid von dir? Ha, ha. Schimpfe habe ich bekommen. Als wenn ich freiwillig umgefallen wäre! Aber ich bin stark – ich schaffe das! Auch wenn du immer wieder ungerecht und hart zu mir bist.
Silvester hast du mich zur Schnecke gemacht, weil ich mit Thomas feiern gewesen bin, obwohl Mama im Sterben lag. Ich wäre egoistisch und an so einem Punkt dürfe man nicht feiern. Ich war 17 Jahre alt! Das Feiern war eine Flucht vor allem. Aber warum solltest du plötzlich Verständnis zeigen? Du hattest es nie! Das hat sich schon früher gezeigt, als ich eine Lungenentzündung hatte und du unbedingt in meiner Gegenwart rauchen musstest. Egal, wie viel ich gehustet habe. Nach all dem hast du dich gewundert, dass ich mit 18 Jahren meine Sachen packte und auszog. Ich habe die unzähligen Angriffe gehasst, z. B. als du die Tür

zum Badezimmer gewaltsam geöffnet hast, als ich mich heulend darin verschanzt hatte.
Deine Gleichgültigkeit mir gegenüber hat mich verletzt. Du hast nie danach gefragt, wie mein Tag oder die Schule war. Als ich dir das sagte, hast du zwar gefragt, nur hat dich die Antwort nicht interessiert. Ich habe mitten im Satz aufgehört zu sprechen, du hast es gar nicht gemerkt. Manchmal habe ich auch Quatsch geantwortet, du ahnst es – keine Reaktion. Als ich zu Hause ausgezogen war, brauchte ich wenigstens keine Angst mehr zu haben, dass ein Aschenbecher oder Sonstiges nach mir flog und ich ausweichen musste. Weißt du eigentlich, wie oft ich geweint habe und mir einen anderen Vater gewünscht habe? Einen mit Verständnis und Liebe. Einen, der mich wahrnimmt, sich für mich interessiert, etwas zusammen mit mir und Mutti unternimmt. Kannst du dir vorstellen, wie allein und verlassen und ungeliebt man sich als Kind fühlt bei dieser Behandlung? Mein Selbstbewusstsein und vor allem mein Selbstwertgefühl waren auf minus hundert. Mutti hat sich immer Mühe gegeben. Sie war immer meine Stütze und mein Ein und Alles. Aber was sie vorne aufgebaut hat, das hast du hinten wieder eingerissen. Weißt du auch, dass du mich nie schön fandest? Die Kinder in der Schule auch nicht. Sie hänselten mich wegen meiner Nase. Jedes bisschen Geld, das ich bekam, sparte ich für eine Operation. Du fandest das bekloppt, "man muss halt mit seinem Aussehen leben". Klar, das weiß ich 30 Jahre später auch. Damals hätte ich Verständnis und Liebe gebraucht – von Mutti kam es, aber von dir?
Zu meinem Glück war ich musikalisch. So konnte ich zunehmend andere Eindrücke gewinnen und auch Selbstbewusstsein. Denn im Orchester und auf den Reisen konnte ich mich entwickeln – ohne deine grundlosen Beschimpfungen.

Dass ich etwas konnte, wurde auch bald klar, denn sonst wäre ich nie so schnell ins erste Orchester aufgerückt. Ich war mit Abstand die Jüngste. Außerdem waren meine Kammermusiktage immer super. Nur, dass ich auch gut singen konnte, das hast du nicht geglaubt. Zumindest war es deiner Meinung nach nicht förderungswürdig. Schade, ich habe dadurch zu spät mit der richtigen Ausbildung begonnen. Es hätte mehr daraus werden können, aber ich war zu alt. Erst bei einem Vorsingen bekam ich sofort das Ausbildungsangebot - bis dahin war ich nicht förderungswürdig!
Ich fühle mich bis heute nicht schön und begehrenswert. Viele Jahre dachte ich, so wie ich aussehe, muss ich zufrieden sein, einen Mann abzubekommen. Bis ich merkte, dass ich auch anderen Männern als Thomas nicht egal war. Also konnte ich so hässlich nicht sein! Das war einer der Punkte, die mir halfen, den Absprung zu schaffen. Nun weißt du, wie traurig und verzweifelt ich als Kind oft war. Schade, dass du dir nie die Mühe gemacht hast, deine Tochter wirklich kennen zu lernen. Vielleicht hätten wir dann besser zusammen gepasst, und ich hätte mich nicht permanent verteidigen müssen, obwohl es keinen Grund zur Anklage gab. Wenn du das verstanden hättest, dann wäre uns viel erspart geblieben.

Marianne

Schritt 2a:

Erkennen Sie, bei wem, wann und warum Sie Täter mit dem Inhalt des Urteils waren.

Ich hatte mir bisher nicht verziehen:

- Ich habe meine Grenzen selbst überschritten, als ich meine Familienmitglieder nacheinander bis in den Tod gepflegt habe, weil ich niemanden hatte, der mich getröstet und aufgefangen hat.

- Ich war egoistisch, als ich Silvester feiern ging, obwohl meine Mutter im Sterben lag, weil mein Vater allein und überfordert war.
- Ich habe mich selbst nicht anerkannt, auch nicht bei großer Leistung, weil ich glaubte, es nicht wert zu sein.
- Ich habe meine Mutter beleidigt, als ich wütend auf sie war, weil sie nicht aufhörte, mir Fragen zu stellen.
- Ich habe die Grenzen meiner Eltern überschritten, als ich als Kind nicht hören wollte, weil mein Vater immer alles bestimmte und ich die Grenzen nicht akzeptieren wollte.

Schritt 3a:

Verzeihen Sie Ihrem Täter aus Ihren Gründen.

Papa, ich verzeihe dir, dass du deine Grenzen überschritten hast, weil du niemanden hattest, der dich getröstet hat.

Papa, ich verzeihe dir, dass du egoistisch warst, als ich allein und überfordert war.

Papa, ich verzeihe dir, dass du dich selbst nicht anerkannt hast, weil du glaubtest, es nicht wert zu sein.

Papa, ich verzeihe dir, dass du mich beleidigt hast, weil ich nicht aufgehört habe, dir Fragen zu stellen.

Papa ich verzeihe dir, dass du meine Grenzen überschritten hast, weil ich alles bestimmen wollte und deine Grenzen nicht akzeptieren wollte.

Versuchen Sie, Ihren Täter zu verstehen, indem Sie alles auch einmal aus seiner Sicht sehen.

Hallo Papa!

Ich versuche schon länger, dein Verhalten von damals zu verstehen. Ich weiß, du hattest einen guten Kern, nur wusstest du ihn gut zu verstecken, und er kam nur selten zum Vorschein. Ich denke, dass sehr vieles in deiner Kindheit begründet ist. Wenn du erzählt hast, wie deine Schwester dich mit der siebenschwänzigen Katze durch das Treppenhaus gejagt und dein Bruder die Messer nach dir geworfen hat, wurde mir ganz übel. Die Narben an deinem Körper sprachen Bände. Du tatest mir leid. Du durftest bestimmt nie schwach sein oder gar weinen, oder? Ich glaube, in dieser Zeit hast du dein Herz weggeschlossen. Schade, dass du es nie wieder aufgeschlossen hast. Denn dann hättest du gemerkt, was für eine liebe Frau und auch Tochter du hattest. Dann hättet ihr (Mama und du) auch gemeinsam etwas gegen Oma tun können. Oma hat das ihre dazu beigetragen, dass du immer härter wurdest. Ich weiß, du warst nie gut genug und sie hat dich drangsaliert (wie uns alle). Schade, dass wir viele Sachen erst mit viel Abstand und Zeit und vor allem Hilfe verstehen.

Mit Hilfe der geistigen Gesetze kann ich jetzt verstehen, warum du so warst. Sicher hast du ähnliche Urteile über deine Eltern und Geschwister abgegeben wie ich über dich. Und dann bist du selbst so geworden. Ich kann dich jetzt verstehen.

Marianne

Schritt 4a:

Erkennen Sie Ihren Täter als Helfer, erkennen Sie, dass er so sein musste, damit Sie wieder heil werden können.

Hallo Papa!
Heute möchte ich dir danken. Durch die geistigen Gesetze habe ich gelernt, dass zu jeder Wirkung eine Ursache gehört. Bevor du mich so behandelt hast und ich darunter so

gelitten habe, musste ich auch schon einmal Täter gewesen sein. Auf jeden Fall habe ich dich ähnlich behandelt. Denn ohne Ursache gibt es keine Wirkung. Und ich habe es mir wahrscheinlich nicht verziehen - ob nun in diesem oder in einem früheren Leben. Ich wollte diese Erfahrung wohl genauso mit dir machen. Du musst auf jeden Fall mein Helfer gewesen sein. Und dafür danke ich dir.

Marianne

Schritt 5a:

Erkennen Sie, warum und wie Sie sich als Opfer gefühlt haben.

(bei Papa)

- Ich habe mich alleingelassen gefühlt, wenn du meine Grenzen überschritten hast.
- Ich habe mich hilflos gefühlt, wenn du so egoistisch warst.
- Ich habe mich nicht anerkannt gefühlt, weil du kein Lob ausgesprochen hast.
- Ich habe mich nicht anerkannt gefühlt, weil du mich immer zu Unrecht beschuldigt und angegriffen hast.
- Ich habe mich beleidigt gefühlt, wenn du mich mit Schimpfworten belegt hast.

Schritt 6a:

"Ent-Schuld-igen" Sie sich bei Ihrem Opfer, haben und zeigen Sie Mitgefühl und korrigieren Sie, wenn nötig, Ihr Verhalten. Setzen Sie die Gründe von Schritt 5a ein.

Papa,

es tut mir leid, dass ich auch deine Grenzen überschritten habe, kein Lob ausgesprochen habe, dich zu Unrecht beschuldigt habe, dich beleidigt habe und egoistisch war. Ich kann jetzt fühlen, wie du dich gefühlt haben musst.

Es tut mir leid, dass du dich von mir alleingelassen gefühlt hast, weil ich deine Grenzen überschritten habe.

Es tut mir leid, dass du dich hilflos gefühlt hast, weil ich egoistisch war.

Es tut mir leid, dass du dich von mir nicht anerkannt gefühlt hast, weil ich kein Lob ausgesprochen habe.

Es tut mir leid, dass du dich von mir nicht anerkannt gefühlt hast, weil ich dich zu Unrecht beschuldigt und angegriffen habe.

Es tut mir leid, dass du dich beleidigt gefühlt hast, weil ich dich mit Schimpfworten belegt habe.

Wem immer ich das Gleiche angetan habe, ich möchte mich dafür entschuldigen. Es tut mir von ganzem Herzen leid.

Schritt 7a:

Bitten Sie Ihr Opfer, dass es Ihnen verzeiht.

Papa und ihr anderen Opfer von mir, bitte verzeiht mir mein Handeln.

Schritt 8a:

Verzeihen Sie sich selbst.

Liebes Ich, bitte verzeih mir. Ich habe menschliche Fehler gemacht. Es tut mir leid. Ich erkenne, dass andere auch so sind. Ich muss mich nicht schuldig fühlen. Wir sind alle so.

Schritt 9a:

Erkennen Sie, dass auch Sie ein göttlicher Helfer bei Ihrem Opfer waren.

Papa, als ich egoistisch war, habe ich dir gezeigt, dass noch etwas in deiner Kindheit nicht geklärt war, genauso als ich deine Leistungen nicht anerkannt habe.

Mama, als ich dich beleidigt habe, war das ein Hinweis auf dich und Oma.

Ich weiß, ich bin nicht nur Täter, sondern auch Helfer.

Schritt 10a:

Bitten Sie Ihren Täter, dass er sich bei Ihnen entschuldigt, weil er kein Mitgefühl mit Ihnen hatte. Sie können sich auch trösten lassen.

Diesen Schritt kann ich nur in Gedanken gehen, da Papa tot ist.

Schritt 11a:

Opfer-Täter-Fragen

Was will/wollte das Opfer von Ihnen?
Mein Vater wollte, dass ich seine Wünsche erfülle und auf ihn eingehe.

Was wollen/wollten Sie von Ihrem Täter?
Ich wollte, dass mein Vater meine Wünsche erfüllt und auf mich eingeht.

Was will/wollte Ihr Täter von Ihnen?
Mein Vater wollte Anerkennung und Lob für seinen Job und die Fahrdienste.

Was wollen/wollten Sie von Ihrem Opfer?
Ich wollte Anerkennung und Lob für meine Leistungen (Schule und Musik).

Überdenken Sie, was für Ihre Lösung möglich ist. Seien Sie realistisch, und haben Sie Mitgefühl.
Ich sehe, dass mein Papa mich mit seiner Reaktion an diesem besagten Silvesterabend vor meinem ersten Ehemann (damals noch Freund) beschützen wollte – ob nun bewusst oder unbewusst.

Schritt 12a:
Erkennen Sie, welche Glaubenssätze Sie dadurch entwickelt haben.
Meine Glaubenssätze:
- Alle Männer sind Schweine.
- Ich bin nicht gut.
- Ich bin nicht schön und begehrenswert.
- Ich muss zufrieden sein, wenn sich jemand mit mir abgibt.

Meine Glaubenssätze standen mir regelrecht auf die Stirn geschrieben. Fast alle Personen in meinem Umfeld verhielten sich, wie von Gottes Hand geführt, genau so, wie es meinen Glaubenssätzen entsprach. Vor allem mein schlimmster Täter, mein erster Ehemann, hat sich genau so verhalten, dass es meinen Glaubenssätzen entsprach, die ich in der Kindheit durch das Verhalten meines Vaters gebildet hatte und die ich seither mit mir herumtrug.

Ich habe es mir selbst miterschaffen. Aber jetzt brauche ich es nicht mehr.

Erkennen Sie: Ich bin im Einklang mit dem Thema des Urteils. Ich habe beide Seiten durchlebt.

Ja, ich habe beide Seiten durchlebt. Ich habe Grenzen überschritten, war egoistisch und habe andere nicht anerkannt. Und meine Grenzen wurden überschritten, die anderen waren mir gegenüber egoistisch und haben mich nicht anerkannt.

Weiterhin habe ich meinen Kindern, meinem Ehemann und meinem Schwiegervater verziehen, die alle meine Spiegel waren.

Für mich selbst war es überraschend, dass das Ereignis vom Silvesterabend mit meinem Papa so prekär war. Ich habe die Schuld für das Chaos in meinem Leben immer hauptsächlich bei meinem ersten Ehemann gesehen. Ich war erstaunt, dass das Chaos viel früher begonnen hatte.

Nachdem ich unter Aufsicht von Marion Kohn alle diese großen "Brocken" aufgelöst hatte, veränderte sich mein ganzes Leben. Eine langjährige, "schwierige Freundin" brauchte ich nicht mehr. Ich muss mich nicht mehr beschimpfen lassen. Als ich sie losließ, kam sie zurück, aber auf einer ganz anderen Basis. Ich fing nach 21 Jahren wieder an zu malen, und ich verkaufe meine Bilder. Ich bin wieder einem Chor beigetreten, habe meine Querflöte wieder ausgepackt und werde Musicals singen. Die Grundschule meines Sohnes bot mir eine Arbeit an. Ich baue nun einen Musikclub auf und koche wöchentlich mit den Kindern. Wenn ich zur Schule komme, rennen die Kinder sofort auf mich zu und erzählen mir alles Neue. Im Chor bin ich ein anerkanntes Mitglied und habe sehr viele Freunde, auch Männer, gefunden. Alle begrüßen mich überschwänglich und auch liebevoll. Keiner sieht mich mehr als unnahbar, streng oder zu perfekt an.

Meine eigenen Kinder gehen netter miteinander um, und wenn ich etwas sage, dann wird es auch gemacht. Zu meinem zweiten Ehemann wird das Verhältnis offener und liebevoller. Wir unternehmen viel mehr als früher. Es ist, als wäre ich und alles um mich herum aus einer Starre erwacht. Ich hätte mir das vor einem Jahr nicht vorstellen können.

•••••

Fallbeispiel Verzeihensritual von Birgit

Persönliche Daten: Birgit, 40 Jahre, Linkshänderin

Birgit ist eine Patientin von mir, die schon seit fünf Jahren in meiner Praxis die Vergebung lernt und umsetzt. Sie möchte Ihnen gern selbst ihre Geschichte mit dem Verzeihensritual darstellen. Bei Birgit war es für mich lange ein Rätsel, warum sich so wenig Verbesserung in ihrem Leben ereignete. Doch das 5. geistige Gesetz habe ich erst vor zwei Monaten erarbeitet, und ich habe gleich mit Birgit angefangen, dieses Gesetz bei der Verzeihensarbeit zu beachten. Das hieß nun, dass sie nicht nur die Verzeihensübungen durchführte, sondern erstmals das gesamte Verzeihensritual.

Birgits Fall wird bewusst mehr Platz eingeräumt sowie ausführlicher erläutert als die übrigen, da er ein gutes Beispiel dafür ist, welche Erfolge mit den geistigen Gesetzen erreicht werden können, werden sie konsequent angewendet.

Birgits Geschichte mit Verzeihensritual:

Vor fünf Jahren kam ich in die Praxis der Heilpraktikerin Marion Kohn wegen tage- bis wochenlanger Depressionen, Minderwertigkeitskomplexe und einem extrem gesteigerten Selbsthass. Ich ritzte mich, wenn ich abgelehnt oder abgeschoben wurde und wenn jemand schwach war, den ich nicht ablehnen oder abschieben durfte, dies aber nur in Kontakt mit Männern. Am wohlsten fühlte ich mich in sportlicher Kleidung, die meine Weiblichkeit kaschierte. Sobald meine Naturlocken sich kringelten, hatte ich sie gleich wieder stark gekürzt, so dass meine Erscheinung eher männlich als weiblich war. Denn weiblich wollte ich um keinen Preis aussehen. In den Sitzungen bearbeiteten wir, dass ich als Kind (11. bis 13. Lebensjahr) mehrmals sexuelle Belästigungen hatte über mich ergehen lassen müssen, was meine Depression und den Wunsch nach Männlichkeit erklären würde. Bei der Depression und der Männlichkeit war mir der Bezug zu den sexuellen Belästigungen in meiner Jugend aus den Erkenntnissen von Dr. Hamer klar. Aber mein Leben war immer noch ein einziges Chaos, obwohl ich schon so viel erkannt, vergeben und auch mit der Klopftechnik bearbeitet hatte.

Was hatte sich grob getan?

- Depression (tagelang) von 100 Prozent auf 50 Prozent gesenkt.
- “Unsexualität” von 100 Prozent auf 50 Prozent gesenkt.
- Autoaggression (Ritzen) von 100 Prozent auf 50 Prozent gesenkt.
- Die allgemeinen Verzeihensübungen griffen bei mir nicht sonderlich gut.
- Meine Blockaden und Verletzungen in den Trennungserlebnissen zum Vater meiner Tochter konnte ich aber wunderbar damit auflösen, so dass ein entspanntes Verhältnis möglich wurde, was vorher undenkbar gewesen war. Auch sonst habe ich viel mehr verstanden.

Vor einem Monat begann ich, mich durch die fünf geistigen Gesetze von Frau Kohn zu arbeiten und meine Kindheit intensiv aufzuarbeiten. Die Gesetze sind sehr präzise formuliert, anders als die allgemeinen Verzeihensübungen. Das hatte einschneidende positive Auswirkungen auf meine Glaubenssätze und auf mein Verhalten.

Ich möchte vorab darauf hinweisen, dass alle charakterlichen Beschreibungen meiner Familie auf meinen subjektiven Empfindungen beruhen.

Mein erheblicher Selbsthass und mein Minderwertigkeitskomplex hatten ihren Ursprung bereits vor dem Missbrauchsthema, und damit auch die "Lehren", die ich daraus zog. Ich bin mit sieben Monaten geboren worden, und mein Vater "begrüßte" mich mit: "Die ist ja ganz rot, schrumplig, hat zerknitterte kleine Finger und sieht ja aus wie eine Hexe - die würde ich am liebsten wieder zurückschieben."

In meinem Elternhaus verfügte meine Mutter mit einer sehr dominanten Art über alle Lebensbereiche. Sie war voller Lebensfreude und wünschte sich sehr ein Kind. Mein Vater war eher ein stiller, empfindsamer Zeitgenosse, der mit seinen Gefühlen hinter dem Berg hielt, am liebsten seine Ruhe haben wollte und sich entspannte bei seinen Briefmarken und in der Natur. Ich denke, er wollte so bald noch kein Kind. Mir erschien mein Vater schwächlich und ohne Durchsetzungsvermögen. Nur, wenn ich als Kind etwas von ihm wollte, kam ohne zu zögern ein "Nein". Nachdem ich mit etwa 19 Jahren zu Hause ausgezogen war, wollte ich genau wie meine Mutter sehnlichst ein Baby. Als ich dann drei Jahre später mit meinem ersten Kind schwanger war, bekam mein Vater einen dunklen Pickel auf der Nasenspitze, der ständig entzündet war und nässte. Das Bild einer Hexe drängte sich mir auf. Als ich aus der Klinik kam, stand mein Vater vor mir, und ich erschrak heftig. Er wurde inzwischen an der Nasenspitze operiert, und seine Nase war jetzt rot, faltig und verschrumpelt. Auf diesen Anblick war ich nicht vorbereitet gewesen. Er sah für mich jetzt aus wie eine Hexe.

Damit Sie die Erkenntnisse aus dem Verzeihensritual besser verstehen können, möchte ich Ihnen sehr detailliert meine "Autogeschichte" erzählen:

Ich war damals zwölf Jahre alt, sehr groß für mein Alter, schlank und hatte schulterlanges, sehr lockiges, braunes Haar. Ich lief wie jedes Wochenende von der Endhaltestelle der Tram bis zum Garten, was etwa eine halbe Stunde dauerte. In einem Tante-Emma-Laden kaufte ich mir zwei Milchstieleis und lief fröhlich genießend los. An dem Tag war es sehr warm, und ich trug ein weißes verspieltes Kleid mit kleinen Streublümchen, dünnen Spaghettiträgern und einem Volant-Schößchen um die Hüfte. Ich hatte dieses Kleid von meiner Tante erhalten und durfte es so lange tragen, bis meine Cousine alt genug dafür war. Einen kurzen Augenblick hatte ich daran gedacht, dass es kein Kleid für ein Kind war, aber ich hatte es unbedingt anziehen wollen. Ich sah also älter aus, als ich eigentlich war. Wie immer rauschten die Autos an mir vorbei, und ich nahm sie kaum wahr, da ich mein Stieleis lutschte und gern singend die Landstraße entlangwanderte. Plötzlich hielt ein Trabant fünf Meter vor mir an. Ich dachte mir nichts dabei, als der Fahrer durchs Fenster fragte, ob ich mitkommen wolle. Ich drehte mich um, ob er mich meinte, aber nur ich war auf der Landstraße. Ich überquerte die Straße und stand vor seinem Auto. Er öffnete mir die Autotür und fragte, wo ich hin wolle. "In den Garten zu meinen Eltern. Es ist nicht weit, höchstens fünf Minuten mit dem Auto. Gleich oben hinter der Autobahnbrücke."

Ich stieg ein und setzte mich auf den Beifahrersitz. Der Mann neben mir hatte dunkle Haare und einen Schnauzbart. Er erschien mir groß und kräftig, und ich fühlte mich ganz klein. Er schaute mich während der Fahrt öfter an. Dabei fühlte ich mich unwohl. Wir redeten nicht. Ich hielt mein Stieleis fest und kam mir vor, wie von oben zusammengedrückt und an den Seiten zusammengeschnürt. Ich hatte das Gefühl, als würde ich immer kleiner werden und er immer dunkler und größer. Eine knisternde Anspannung herrschte im Auto. Die

Brücke war erreicht, und ich sagte: "Ich bin jetzt da." Aber er fuhr einfach weiter, und ich bekam große Angst. Ich versuchte irgendwie, die Tür zu öffnen, aber ich fand den Griff nicht. Er sagte immer noch nichts und fuhr von der Landstraße den nächsten kleinen Weg links herein. Ich war ganz still und bewegte mich nicht mehr. Ich kannte das Gebiet, es war am unteren Ende unserer Kleingartensiedlung, dazwischen verliefen Schienen für den S-Bahn- und Güterverkehr.

Vor einem großen Maisfeld befand sich eine Wiese, dort hielten wir. Wir stiegen aus, ich blieb stehen, aber rannte nicht weg, sondern beobachtete und wartete nur. Er holte eine große karierte Decke aus dem Auto. Dann bekam ich ein komisches Gefühl. Er breitete sie aus, setzte sich auf die rechte Ecke und winkte mich zu sich heran. Ich schüttelte nur den Kopf und fragte, ob er das Eis essen wollte, das eigentlich für meine Mama bestimmt gewesen war. Er verneinte und forderte mich eindringlicher auf, zu ihm zu kommen. Ich setzte mich nun auf die linke äußerste Ecke und aß mein Stieleis. Er beobachtete mich dabei. Mehrmals klopfte er mit der Hand symbolisch neben sich auf die Decke und sagte, ich solle zu ihm kommen. Ich schüttelte aber jedes Mal den Kopf. Als ich mein Eis gelutscht hatte, stand ich auf und sagte, dass ich jetzt gehen würde. Er meinte, ich solle mich nicht so haben und er fahre mich. Ich wurde unruhig und wollte gehen. Da stand er auf, räumte die Decke ein und sagte zu mir: "Ich lass dich gehen, wenn du heute Abend wiederkommst. Wir treffen uns am Maisfeld."

Ich wollte nur weg und willigte ein. Ich wollte losgehen, es waren nur einige hundert Meter vom richtigen Weg entfernt, aber er ließ mich nicht loslaufen und brachte mich dazu, dass ich wieder in das Auto einstieg. Ich hoffte, dass er dieses Mal an der richtigen Stelle anhielt. Ich schämte mich, guckte ihn nicht mehr an und starrte nur noch geradeaus. Ich hatte das Gefühl, als ob meine Augen riesengroß wären und in meinem Kopf nur Watte und Leere. Meine Arme waren kraftlos, sie hingen an mir herunter, und meine Knie waren wie Steine.

Mein Hals war dick, und ich atmete kaum. Ich traute mich nicht, mich zu bewegen. Es war Anspannung pur.

Jetzt hielt er endlich auf der Brücke, aber ich bekam die Tür immer noch nicht auf. Ob er sich zu mir gebeugt hatte, um die Tür selbst zu öffnen oder ob er es mir gesagt/gezeigt hatte, das ist mir nicht mehr bewusst, auch nicht, wie ich damals in den Garten gelangt bin. Am Abend haben sich meine Freundin und ich am Treffpunkt im Maisfeld versteckt und ihm aufgelauert. Wir waren gespannt, ob er erscheinen würde. Nach einer halben Stunde Wartezeit sind wir abgezogen, und ich kann nicht sagen, ob wir enttäuscht oder froh darüber waren, ihn nicht angetroffen zu haben. Meiner Mutter hatte ich von dem Erlebnis erst Tage später erzählt. Sie hätte mich sonst bestimmt nicht gehen lassen.

Wenn man das so liest, ist eigentlich nichts Dramatisches passiert. Körperlich bin ich unversehrt geblieben, aber meine Seele hat sich alles gemerkt und mehrere Schrammen abbekommen. Und ich habe mir durch dieses Erlebnis die "wunderschönsten" Glaubenssätze für mein Leben konstruiert und erschaffen, und fast alles lief nach diesem Muster ab.

Meine Glaubenssätze:

- Männer sind bedrohlich und machen mir Angst.
- Alle fremden Menschen sind bedrohlich und machen mir Angst.
- Ich werde überall beobachtet.
- Männer machen mich kaputt.
- Niemand kann mich leiden.
- Ich kann mich gegen Männer nicht wehren.
- Versteckte Türen bekomme ich nicht auf.
- Alle wollen mir etwas Böses.
- Wenn Menschen mir zu nahe kommen, ich mich bedroht und eingeengt fühle, muss ich flüchten.
- Ich tue lieber mir weh, als dass ich anderen wehtue.

Diese Glaubenssätze steuerten jahrzehntelang mein Verhalten. Meine sozialen Kontakte, mein Radius waren enorm eingeschränkt. Den alltäglichen Einkauf und Ausflüge habe ich strikt gemieden oder mit enormem psychischen Kraftaufwand zwanghaft gemeistert.

Mit etwa 30 Jahren brach ich eine gerade begonnene Psychotherapie mit Antidepressiva ab - aus Angst abhängig zu werden und weil ich mit dem Machtgefühl, dass die Therapeutin auf mich ausstrahlte, nicht zurechtkam. Während des Trennungsjahres von meinem Mann wurde ich aufgefangen, aufgebaut mit männlichen Denkweisen des Therapeuten, die mir aber damals für den "Augenblick" halfen. Danach besuchte ich einen Neurologen, einen Psychotherapeuten und andere Familienberatungen. Ich fühlte mich dort gut aufgehoben, da auch hier meine Glaubenssätze bestens bedient wurden. Mein Feindbild "Mann" wurde bestätigt. Durch Gespräche fühlte ich mich kurzzeitig aufgefangen, aber meine Probleme wurden dadurch nicht gelöst, dafür wurden aber "nette" neue Urteile hinzugefügt.

Ich fühlte ich mich immer leerer, matter, hilfloser ... Nun betäubte ich mich mit sehr häufigen Konzerten, mit dem Imagewechsel von Grufti mit schwarzer Kleidung über weite Öko-Zwiebelschalenkleidung bis hin zu bunt verrückter Kleidung und bunten Haaren, bis ich einen Nervenzusammenbruch erlitt und krank wurde. Zeitgleich verkürzten sich die Abstände meiner Einkäufe. Alles, was mir in die Finger kam, ob Bücher, CDs, Kosmetik oder Kleidung, war kaufenswert. Ich hatte keine Kontrolle mehr über meine inzwischen sehr heftige Kaufsucht. Diese gipfelte in einem anwachsenden Schuldenberg, den ich allein nicht mehr bewältigen konnte.

Ich suchte mir Hilfe in Form eines rechtlichen Betreuers, der mir knapp acht Jahre lang half, wieder auf die Beine zu kommen. Meine Angst vor Menschen steigerte sich, intensive körperliche Beschwerden ließen mich auf der Arbeit oft ausfallen. Aber ich wollte, durfte nicht schwach sein! Ein totaler Zusammenbruch machte mich für anderthalb

Jahre berufsunfähig. Gegen eine stationäre Therapie wehrte ich mich aufgrund meiner Menschenangst sehr intensiv. Nach anderthalbjähriger Leidenszeit war ich aber so weit, dass ich für drei Monate in einer kleinen psychosomatischen Privatklinik unterkam. In der geschützten Umgebung machte ich die letzten zwei Wochen Fortschritte und taute ein wenig auf. In die Freiheit entlassen kamen die Probleme jedoch wieder auf mich zu. Also brachte mich die normale Psychotherapie nur zum Stillstand, ich brach aber nicht auf. Es gab keine Lösung, nur oberflächliche Reparatur.

Mein Sexualleben war angsterfüllt und nicht berauschend, weil ich das Urteil meines damaligen Mannes als Glaubenssatz für mich angenommen hatte: "Ich sei frigide und gefühlskalt." Das Fahren in öffentlichen Verkehrsmitteln wurde für mich fast unmöglich, da ich mich ständig beobachtet fühlte. Besonders in U- und S-Bahnen ging es nur mit Überlistung (besondere Plätze, mich mit Musik volldröhnen, Kopf nach unten, lesend stellen, Kaugummi kauen), extremes Herzrasen, Schweißausbrüche, Fluchtgedanken ... So erging es mir beim Einkauf und bei Ausflügen und Ähnlichem.

Wenn ich mich schwer gegen Männer behaupten konnte, sie mich nicht gesehen haben, wenn sie nicht erkannt haben, wie ich bin, und ich ihnen nicht wehtun wollte, fing ich an, mich zu ritzen. Dazu war mir alles willkommen, was scharf und spitz war - Scheren, Scherben, Zweige ... Türen, bei denen ich nicht wusste, wie man sie öffnet, ließen mich in Panik verfallen. Ich hätte weinen und schreien können und kam mir in diesem Augenblick ganz klein vor. Mein Leben bestand aus Angst, Panik, Fluchtgedanken und ständigem Auf-der-Hut-sein. Ich fühlte mich wie ein gehetztes Tier, das nicht mehr weiß, wohin es flüchten soll oder kann.

Mein Verzeihensritual:

Schritt 1:

Finden Sie das Urteil, das Sie über Ihren Täter fällen.

Urteil über den "Autotäter":

Du willst mich älter haben, als ich bin.

Schritt 2:

Erkennen Sie, bei wem, wann und warum Sie Täter mit dem Inhalt des Urteiles waren.

Ich habe einen Bruder, der ein Jahr jünger ist als ich. Mein Bruder und ich hatten ein eigenartiges Verhältnis zueinander. Es wurden keine Vertraulichkeiten ausgetauscht. Wir lebten wie zwei Einzelkinder, jeder für sich - aber in einem gemeinsamen Zimmer. Wir redeten kaum miteinander. Wegen der vielen verbalen Attacken mir gegenüber und wegen meiner Eifersucht (die Eltern hatten ihn lieber als mich), hatte ich ihn bis zur Bearbeitung meines Themas abgelehnt. All die Jahre bestand weder persönlicher noch telefonischer Kontakt. Ich mied es, ihm zu begegnen.

Ich wollte meinen Bruder älter haben, als er war, ...

... weil ich so sehr Geborgenheit und Verständnis gesucht habe.

... weil ich geistigen Austausch brauchte.

... weil ich mich bei ihm anlehnen wollte.

... weil ich ihm meine Gedanken und Gefühle anvertrauen wollte.

... weil ich mir bei ihm Rat holen wollte.

... weil ich einseitig Liebe ersehnt, erhofft habe.

... weil das Bedürfnis geliebt zu werden so stark war.

... weil er mich behüten und beschützen sollte.

... weil endlich jemand da sein sollte, der mich so nimmt, wie ich bin.

Schritt 3:

Verzeihen Sie Ihrem Täter aus Ihren Gründen.

Nun konnte ich dem Autotäter verzeihen, dass er mich älter haben wollte, als ich gewesen war, und setzte meine Gründe äquivalent ein.

Autotäter, ich verzeihe dir, dass du mich älter haben wolltest, als ich war, ...

... weil du so sehr Geborgenheit und Verständnis gesucht hast.
... weil du geistigen Austausch brauchtest.
... weil du dich bei mir anlehnen wolltest.
... weil du mir deine Gedanken und Gefühle anvertrauen wolltest.
... weil du bei mir Rat suchen wolltest.

Ich versuchte, mich in den Autotäter einzufühlen, es aus seiner Sicht zu sehen und Verständnis für ihn zu haben. Deshalb schrieb ich einen Brief an ihn, den ich aber nicht abschickte.

Hallo Autotäter,
ich empfinde Mitgefühl für dich. Du musst in einer schweren persönlichen Krise gewesen sein, in der du dringend Beistand brauchtest. Dir fiel es schwer, Frauen auf normalem Wege anzusprechen. Um sich mit mir zu unterhalten, kam dir beim Vorbeifahren, als du mich von hinten gesehen hast, der Impuls, mich um Rat zu fragen. Du wolltest jemandem deine Gedanken und Gefühle mitteilen, dich fallen und trösten lassen. Dieses starke Verlangen nach Geborgenheit und Gehaltenwerden ließ dich so handeln. Erst später entdecktest du, dass du mich in deiner Not älter eingeschätzt hattest, als ich war, und nahmst Abstand von deinen Wünschen.

Birgit

Schritt 4:

Erkennen Sie Ihren Täter als Helfer, erkennen Sie, dass er so sein musste, damit Sie wieder heil werden können.

Ich erkenne jetzt, dass mein Autotäter so handeln musste, damit ich wieder heil werden kann.

Lieber Autotäter,
ich danke dir für deine Spiegelfunktion. Du wolltest mir zeigen, was ich mir selber nie verziehen habe.

Ich habe meinen Bruder nie wirklich gesehen und mir immer einen älteren Bruder gewünscht, der mich auffängt. Ich wollte keinen schwachen Bruder und habe ihn abgelehnt. Ich wollte ihn älter haben, als er ist.

Birgit

Schritt 5:

Erkennen Sie, warum und wie Sie sich als Opfer gefühlt haben.

Ich fühlte mich in eine Rolle gedrängt, als Beifahrer (im Auto und im echten Leben) und Vertraute des Lebens (-weges), ...

... weil ich der Situation nicht gewachsen war.
... weil ich noch gar nicht so weit entwickelt war.
... weil ich mir so klein vorkam.
... weil du etwas von mir "verlangt" hast, was ich nicht geben konnte, weil ich es noch nicht in mir hatte.
... weil ich nicht wusste, was du von mir wolltest.

Schritt 6:

"Ent-Schuld-igen" Sie sich bei Ihrem Opfer, haben und zeigen Sie Mitgefühl und korrigieren Sie, wenn nötig, Ihr Verhalten. Setzen Sie die Gründe von Schritt 5 ein.

Bruder, es tut mir leid, dass ich dich in eine Rolle drängen wollte, als mein Beifahrer und Vertrauter meines Lebens (-weges).

Ich kann jetzt fühlen, wie du dich gefühlt haben musst.

Es tut mir leid, dass du dich der Situation nicht gewachsen gefühlt hast.

Es tut mir leid, dass du dafür noch gar nicht weit genug entwickelt warst.

Es tut mir leid, dass ich etwas von dir verlangt habe, was du nicht geben konntest und noch nicht in dir hattest.

Es tut mir leid, dass du nicht wusstest, was ich von dir will.

Schritt 7:

Bitten Sie Ihr Opfer, dass es Ihnen verzeiht.

In Gedanken, die von Herzen kamen, bat ich meinen Bruder, dass er mir verzeiht.

Frank, bitte verzeih mir, dass ich dich älter haben wollte, als du warst.

Schritt 8:

Verzeihen Sie sich selbst.

Ich verzeihe mir, dass ich meinen Bruder älter haben wollte, als er war.

Schritt 9:

Erkennen Sie, dass auch Sie ein göttlicher Helfer bei Ihrem Opfer waren.

Ich war ein göttlicher Helfer bei meinem Bruder, damit er die Chance hatte zu erkennen, was ihn in seiner Entwicklung weiterbrachte.

Schritt 10:

Bitten Sie Ihren Täter, falls Sie es noch brauchen, dass er sich bei Ihnen für sein Verhalten "ent-Schuld-igt", bei dem er kein Mitgefühl mit Ihnen gezeigt hat. Sie können sich auch trösten lassen.

(in Meditation)

Bitte Autotäter, entschuldige dich bei mir, ...

... dass du meine Angst und Panik an der Autotür übersehen hast.

... dass du nicht mit mir geredet hast.

... dass du mich im Unklaren gelassen hast, was du von mir wolltest.

Schritt 11:

Opfer-Täter-Fragen

Was will/wollte das Opfer von Ihnen?

Ich erkenne, dass mein Bruder wollte, dass ich ihn so sehe und liebe, wie er ist.

Was wollen/wollten Sie von Ihrem Täter?

Autotäter, bitte sieh mich genau an, nimm mich wahr, nimm wahr, wie alt ich bin.

Was will/wollte Ihr Täter von Ihnen?

Der Autotäter wollte, dass ich mich so gebe, wie er mich haben will. Er wollte mich älter haben, als ich war.

Was wollen/wollten Sie von Ihrem Opfer?
Ich wollte, dass mein Bruder so ist, wie ich ihn haben will. Ich wollte ihn älter haben, als er war.

Überdenken Sie, was für Ihre Lösung möglich ist. Seien Sie realistisch, und haben Sie Mitgefühl.
Ich kann erkennen, dass ich kein Mitgefühl mit meinem Bruder hatte. Er braucht eine andere, freundschaftlichere Beziehung zu mir, um auch seelisch wieder zu gesunden. Das zieht automatisch das Körperliche nach sich.
Ich erkenne, dass mein Bruder unter der kalten Geschwisterbeziehung leidet und sich nichts sehnlicher wünscht, als dass wir uns mit den Kindern öfter sehen und miteinander reden. Ich wollte immer eine liebevolle und harmonische Beziehung zu meinem Bruder und war traurig, dass ich sie nicht hatte, wenn ich andere sah. Ich habe ihn nicht wahrgenommen und mir immer einen anderen als ihn gewünscht.
Jetzt, wo er schwach ist (fünfte große Operation am Kniegelenk), kann ich ins Mitgefühl gehen und die Verhärtung unserer Beziehung im Herzen auflösen.
Danke Autotäter, dass du mir die Erkenntnis gezeigt hast, dass ich sozusagen vom Weg abgekommen bin, weil ich meinen Bruder älter haben wollte, als er war.

Schritt 12:
Erkennen Sie, über wen Sie noch das Urteil gefällt haben.
Der Autotäter brachte mir die Erkenntnis, dass mein Vater mich älter haben wollte, als ich war.

Mit meinen sieben Monaten entsprach ich nicht dem Idealbild eines Babys. Nach Ansicht meines Vaters war ich rot, verschrumpelt, hatte zerknitterte kleine Finger und sah aus wie eine Hexe. Er hätte mich am liebsten wieder "zurückgeschoben". Bei jeder Familienzusammenkunft, ob groß oder klein, gab er diese Begebenheit zum Besten, und alle amüsierten sich köstlich. Wenn ich sagte, dass er damit aufhören solle, wurde es nur als Spaß ("Hab dich nicht so, sei keine Mimose!") abgetan.

Durch das Erlebnis mit dem Autotäter bin ich noch einmal an meine Verletzung, meinen Schmerz geführt worden. Ich war nach Ansicht meiner Mutter ein fröhliches Kind, wurde aber nach und nach immer ruhiger und schüchterner. Ich habe möglichst keine Gefühle mehr nach außen gezeigt, um nicht ständig belächelt oder im Mittelpunkt der Späße zu stehen. Ich habe meine Gefühle tief eingegraben und konnte negative Gefühle schwer wahrnehmen bzw. äußern.

Ich konnte nicht richtig wahrnehmen, wenn mich jemand schlecht behandelt hatte. Es dauerte extrem lange, bis ich bemerkte, was Recht oder Unrecht ist. Ich setzte eine Maske auf, damit keiner mehr in meinem Gesicht "lesen" konnte, was ich fühlte. Seit der frühen Kindheit hatten sich bei mir Glaubenssätze in meinem Kopf eingenistet, die einfach nicht mehr ausziehen wollten.

Erkennen Sie, welche Glaubenssätze Sie dadurch entwickelt haben.

Glaubenssätze, die ich mir durch meinen Vater erschaffen hatte:

Ich bin nur ein Siebenmonatskind und nicht so weit entwickelt (meine Matheschwäche, unter der ich bis zum 44. Lebensjahr litt und mein unterentwickeltes Brustwachstum).

- Ich bin nichts wert. Warum lebe ich überhaupt?
- Ich bin ein Stück Scheiße.
- Ich bin hässlich.

- Ich sehe aus wie eine Hexe; das glaubte ich bis zu meiner Nasenoperation.
- Mich sieht sowieso keiner. Ich werde auf der Straße neben meiner Freundin nicht wahrgenommen. – Ich achte ständig darauf, wen die Leute ansehen, und bekomme es andauernd bestätigt.
- Erwachsene haben immer Recht. Ich fühlte mich wie ein Soldat und musste gehorchen.
- Ich darf nicht widersprechen, sonst bekomme ich keine Liebe und Beachtung.
- Andere sind viel schöner, klüger, fleißiger, besser als ich. Ich vergleiche mich ständig mit anderen. – Dadurch bekam ich riesige Minderwertigkeitskomplexe, eine Depression, ich litt unter Selbsthass bis zu Suizidgedanken.
- Ich bin nie genug. Alles, was ich mache, muss 200-prozentig sein, damit ich es annehmen kann. Ich kann Lob schwer annehmen.
- Ich mache immer alles falsch.
- Ich bin immer schuld.
- Ich darf nicht auf der Welt sein. – Bei jedem Misserfolg dachte ich daran, malte mir aus, wie ich mich aus dem Weg räumte. Das war ein ebenfalls jahrzehntelanger Kampf, und nur meine Kinder – wenn ich mir vorstellte, wie sie weinten – hielten mich damals davon ab. Bei meinen Eltern und Freunden stellte ich mir vor, wie sie an meinem Grab stehen würden, und ich sah genau in ihre Gesichter – ich wollte sehen, ob sie mich vermissten. Solche Gedanken hatte ich schon als Kind.
- Mich will keiner.
- Was ich zu sagen habe, ist nicht wichtig.
- Alle machen sich über mein Denken und Fühlen lustig.
- Mir hört sowieso keiner zu. Ich zögere zu lange, bis ich mich traue, etwas zu sagen. Ich habe Angst vor meiner eigenen Stimme. Ich korrigiere in Gedanken tausendmal, was ich sage, und ich

lege es mir zurecht, und dann hat es schon ein anderer erzählt – das zog sich bis ins Berufsleben hinein.

- Schwach sein darf man nicht. Ich mache mich selbst nieder und beschimpfe mich. Ich kann es mir überhaupt nicht verzeihen, wenn ich schwach bin, denn das ist Versagen pur.
- Meinen Bruder haben sie viel lieber als mich.
- Niemand versteht mich.
- Ich bin anderen peinlich.
- Ich bin eine Psychotante.
- Ich bin keine gute Mutter.
- Ich kann nicht geben, was der andere braucht.

Andere Glaubenssätze durch den Autotäter und meinen Onkel:

- Mich nimmt man einfach, dann wirft man mich weg, als ob nichts gewesen wäre.
- Ich will keine Frau sein. Ich mag nichts Weibliches an mir, keine Rundungen. Sex machte keinen Spaß, sondern tat nur weh.
- Männer meinen ja nicht mich, sie wollen nur zwei Öffnungen, Mund und Vagina, und die Brust. (Ich fühlte mich beim Sex wie eine Beate-Uhse-Puppe und verhielt mich auch so ("Du liegst ja da wie ein Brett, so steif").

Daraus entwickelten sich noch unabhängige Glaubenssätze:

- Mich benutzt man nur.
- Ich bin zu dick. (Ich traute mich nicht mehr auf die Straße, konnte mich kaum bewegen und dachte, dass ich viel zu fett bin (mit 1,71 m und 57 bis 53 kg). Ich wollte meine Hüften, den Bauch und die Oberschenkel außen abhacken.)
- Ich bin nicht stolz auf mich.
- Ich liebe mich nicht. Ich könnte vor mir selber ausspucken. Ich hatte einen extremen Hass auf mich, wollte mich zerstückeln,

die Gedärme aus mir herausreißen, mir eine Glatze schneiden oder die Arme aufschneiden.

- Mich kann keiner lieben. (Wenn ich einen Freund hatte, konnte ich nicht verstehen und fühlen, was er an mir fand, warum er mich liebte.)
- Ich muss dünn sein. (Ich konnte mich nur ertragen, wenn mir die Knochen im Spiegel entgegensprangen.)
- Ich werde ständig gemobbt. (Ich stieß in meinem Berufsleben beständig auf Kolleginnen, die mit meinem Äußeren, wie schwarze, bunte oder normale Kleidung, oder mit meiner Art nicht klarkamen.)

Erkennen Sie: Ich bin im Einklang mit dem Thema des Urteils. Ich habe beide Seiten durchlebt.

Ich erkenne, dass auch mein Vater mich älter haben wollte, als ich war. Daraus hatten sich die Glaubenssätze entwickelt, bis sie sich in meinem Kopf verselbständigt hatten.

Alle spiegelten mir durch ihr Verhalten meine Glaubenssätze. Meine "Gebrauchsanweisung" stand mir auf der Stirn geschrieben, und alle taten mir gern den Gefallen und hielten sich daran.

Von meinem Vater erfuhr ich keine Aufmerksamkeit, keine körperliche Berührung, kein Lob und keine Anerkennung. Er sagte mir nie, dass er mich schön findet und mich liebt. Dadurch fiel es mir schwer, Menschen um mich herum zu lieben, mich miteingeschlossen. Da ich meinen Bruder auch älter, anders haben wollte, kann ich nun meinem Vater verzeihen. Dazu führte ich jeweils noch einmal das Verzeihensritual durch.

Ich danke noch einmal dem Autotäter, dass er mir gezeigt hat, welche Wunde ich mit meinem Vater noch nicht verarbeitet hatte, welches Urteil ich gegen ihn hatte und welche Glaubenssätze ich seitdem tief in mir verankert hatte. Ich erkenne, ich habe beide Seiten durchlebt. Ich sollte älter sein, als ich war, und ich wünschte mir meinen Bruder älter, als er war. Dadurch kann ich erkennen: Ich bin nicht anders, als die anderen. Ich verzeihe meinem Autotäter und kann ihn als meine "Medizin bedingungsloser Liebe" erkennen und ihm danken.

Meine Erkenntnisse, Schlussfolgerungen, Veränderungen und Aha-Erlebnisse durch und nach diesem Verzeihensritual:

Ich war damals auf den Anblick der operierten Nasenspitze meines Vaters nicht vorbereitet gewesen. Genauso war mein Vater auf meinen Anblick als Siebenmonatskind nicht vorbereitet gewesen. Dadurch konnte ich mich jetzt in ihn hineinversetzen, was er gefühlt und gedacht hatte. Ich kann meinem Vater jetzt verzeihen.

Erst durch die Auflösung/Bearbeitung, wann und wie ich genau Täter war, lernte ich, Mitgefühl für meinen Bruder zu empfinden. Die Ablehnungen, die Kälte, die Verletzungen weichen, und ich bin offen für eine "neugeborene Geschwisterbeziehung".

Erst durch die Bearbeitung, warum ich meinen Bruder älter haben wollte, als er war, erkenne ich und kann es annehmen, dass ein anderer Mann da ist, der mich liebt, wie ich bin. Das änderte meine jetzige Beziehung radikal. Zuvor trennte ich mich noch unter erheblichem subjektivem Druck von meinem Freund. Ich dachte, nur wenn ich ihn wegschicke, werde ich heil. Dazu kam noch, dass ich mich nicht verstanden fühlte, da er (wie ich jetzt weiß) alle meine Glaubenssätze bediente. Durch die Bearbeitung wandelte sich die festgefahrene Situation in eine für mich noch nie so tief empfundene Liebe, Zugehörigkeit und Geborgenheit. In Stress- und Drucksituationen falle ich zwar zeitweise noch in mein altes Muster zurück, aber ich nehme es wahr. Dadurch habe ich die Möglichkeit, mich in ihn hineinzuversetzen, weil er mir sehr deutlich zeigt, welche Glaubenssätze noch in mir steckengeblieben sind.

Die Beziehung zu meinem Körper hat sich durch das Verzeihen sehr zum Positiven hin verändert. Ich muss nicht mehr vor mir selbst ausspucken, ekle mich nicht mehr vor mir. Mein Freund erleichtert es mir durch sein ehrliches, bedingungsloses Begehren, meinen Körper ebenfalls schön zu finden. Meine Glaubenssätze haben sich durch das Verzeihensritual gelöst, so dass ich lerne, mich durch ihn anzunehmen. Ich habe Spaß und empfinde die Sinnlichkeit des sexuellen Beisammenseins neu. Ein Riesenfortschritt für mich.

Erst durch die Bearbeitung mit diesem Thema bin ich "sehend" geworden. Ich wurde mein ganzes Leben so oft darauf hingewiesen, aber habe es nie wahrgenommen. Der Autotäter wollte gar keinen Sex mit mir. Er wollte nur Trost, Geborgenheit, Verständnis, jemanden, der zuhört. Den Autotäter erkor ich trotzdem zu meinem Feind. Auf ihn projizierte ich meine Angst und meine angenommenen Verhaltensmuster. Ich fand endlich jemanden, dem ich die Schuld geben konnte. Erst durch das Verstehen meiner eigenen Täterrolle meinem Bruder gegenüber kann ich dem Autotäter verzeihen und ihm danken für seine "Medizin bedingungsloser Liebe".

Vor der Bearbeitung brauchte ich allerlei Hilfsmittel, um eine S- oder U-Bahnfahrt durchzustehen. Seit der Begebenheit auf der Decke mit dem Autotäter, bei der ich im Unterbewusstsein die S-Bahn sah, ihre Fahrgeräusche hörte, kam ich auf die so genannte Schiene. Also immer, wenn ich ein Schienenfahrzeug hörte, bekam ich die gleichen Symptome wie auf der Decke mit dem fremden Mann. Heute fahre ich S-/U-Bahn, und wenn die ersten Anzeichen anklopfen, sage ich mir, ich bin nicht mehr zwölf Jahre alt, ich bin kein Opfer. Ich kann jederzeit aufstehen und gehen. Und ich schaffe es.

Vor der Bearbeitung konnte ich keine fremden Menschen ertragen, nicht zu fremden Menschen verreisen, ich war eingeigelt in meiner selbst erschaffenen Angst. Heute bin ich neugierig auf Stadt und Land – lebenshungrig.

Während ich zuvor noch Panikanfälle bei nicht bekannten Öffnungsmechanismen einiger Türen bekam, kann ich mir heute sagen: "Ich schaffe das." Und ich lächle darüber.

Nach der Beendigung meiner Ausarbeitung, meiner Verzeihensarbeit nach dem 5. geistigen Gesetz, d. h. zwei Wochen später sieht die "Diagnose" schon ganz anders aus.

- Anstelle von Depression oder Stimmungsschwankungen ist da nur noch Wehmut, Melancholie - von 100 Prozent auf 10 Prozent gesenkt.
- "Unsexualität" von 100 Prozent auf 5 Prozent gesenkt.
- Autoaggression (Ritzen) von 100 Prozent auf 0 Prozent gesenkt.
- Selbsthass von 100 Prozent auf 0 Prozent gesenkt.
- Unweiblichkeit von 100 Prozent auf 75 Prozent gesenkt.
- Minderwertigkeitskomplex von 100 Prozent auf 30 Prozent gesenkt.
- Selbstannahme/Akzeptanz von 0 Prozent auf 80 Prozent gestiegen.
- Meine "Gebrauchsanweisung" auf meiner Stirn, d. h. meine Glaubenssätze, haben sich durchgehend positiv verändert.

Ich wollte meinen Erfahrungsbericht zuerst unter dem Pseudonym "Yasmin" schreiben, da ich mit ihm Weiblichkeit verbinde. Da es aber um mich geht, stehe ich zu meinem Namen Birgit und verbinde meine Klarheit und Stärke mit der femininen, duftigen Zartheit von Jasmin/Yasmin. Nun begleitet mich mein neuer Name Birgit Yasmin auf allen meinen Lichtpfaden. Ich bin stolz darauf, welchen Durchblick ich gewonnen und was ich alles aufgelöst habe.

Dem kann ich absolut zustimmen, weil Birgit erstens Unglaubliches in so kurzer Zeit geleistet hat und auch inzwischen eine Meisterin in diesen Gesetzmäßigkeiten ist. Sie kann jetzt ihr Potenzial erkennen und es auch annehmen. Sie traut sich, sich zu zeigen und behutsam ihre neuen Schritte zu gehen.

Noch kurz zu Birgits Vater

Nachdem Birgit zu Hause auszog, kam ihr Vater in den Lagewechsel und bekam selbst ein DHS. Er reagierte mit einem großen schwarzen Pickel auf seiner Nase, so dass er aussah wie eine Hexe. Mit dem besagten Spruch setzte der Vater bei Birgit sein PVS. Durch den Lagewechsel, als Birgit auszog, kam er in die DHS-Gefahr, welche sich auch manifestierte.

Konflikt mit großem Pickel für den Vater

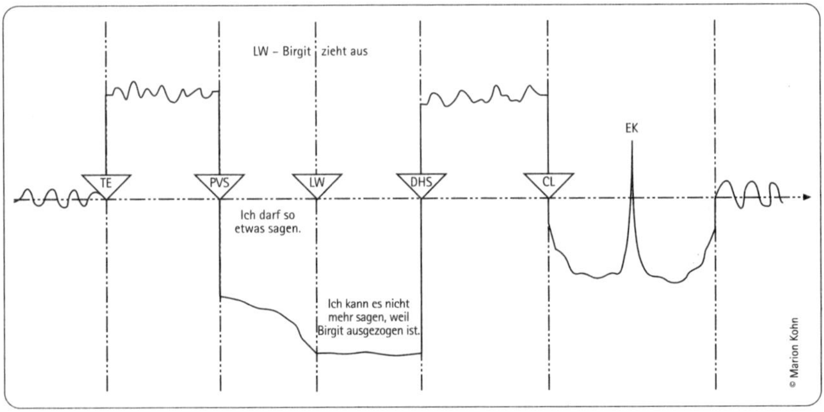

PVS (von Birgits Vater für Birgit)
(hier ist er Täter)
Ständiges Wiederholen der Worte: »Sie sieht ja aus wie eine Hexe, rot, verschrumpelt und zerknittert. Die will ich nicht haben. Die würde ich lieber wieder ›zurückschieben‹.«

DHS (von Birgits Vater)
(hier ist er Opfer)
Ein Ereignis, bei dem er von jemandem mit Worten getroffen wurde. Es musste ein Teil der Nase wegoperiert und mit Haut aus anderen Körperregionen aufgefüllt werden.

Außerdem bekam der Vater nach den Auszug von Birgit einen dicken Bauch, was sich damals keiner erklären konnte. Doch: Das Problem mit der Schwangerschaft war sichtbar, er sah selbst aus wie schwanger. Dieses Erlebnis hatte er seiner Frau wohl bis zu seinem Tod nie verziehen und es nie verarbeitet. Er wurde insgesamt immer kränker und starb an Krebs.

Birgits Vater war in der Beziehung zu seiner Frau der Schwächere. Wäre er zu Birgits Geburt nicht in das Urteil gegangen, dass sie hilflos, schwach, klein und hässlich ist, wäre Birgit seine Heilung gewesen. Sie wäre für ihn der göttliche Helfer gewesen, nämlich sein Spiegelbild. Er dachte immer von sich, er sei hilflos, schwach und hässlich. Er war auch kleiner als seine Frau. Er hätte sich Birgit als Spiegelbild nehmen können. Stattdessen ging er Birgit gegenüber in die Abwehrhaltung und nahm eine Machtposition ein.

Daraus erkannte Birgit, dass sie schwach sein darf. Es ist nicht schlimm, denn dadurch führt sie andere an ihr Gefühl, an ihre Schwäche, damit sie sie annehmen können - dann kann die Schwäche auch vergehen. Leider konnte ihr Vater das nicht annehmen.

Es war stets ein Phänomen bei meinen Vergebungsheilseminaren, an denen Birgit teilnahm. Sie konnte ihre Schwäche sehr gut zeigen und öffnete somit die Wunde bei den anderen Teilnehmern.

Birgit verstand, dass sie genau so richtig war, wie sie als Siebenmonatskind war. Sie war und ist immer wieder ein göttlicher Helfer. Sie war und ist perfekt, so wie sie war und ist. Sie hat sich als Seele in dieses Leben als Siebenmonatskind bei diesen Eltern hineingeboren und wollte das leben. Das durfte sie lernen und akzeptieren.

Sie kann allen Personen danken, die ihre Glaubenssätze bedient haben und sie somit auf ihre eingeschlossene Wunde aufmerksam gemacht haben. Dadurch konnte sie erkennen, worin die Medizin bedingungsloser Liebe überall enthalten ist.

Birgit löste dadurch ihre negativen Glaubenssätze auf. Sie brauchte sich nicht mehr zu hassen, weil sie jetzt stolz darauf war, auf dieser Welt zu sein. Sie fand sich schöner und bekam mehr Selbstvertrauen und Selbstbewusstsein.

•••••

Beispiel eines Briefes vor und nach dem Verzeihensritual

Beispiel eines Briefes an die Mutter vor dem Verzeihensritual

"Was ich dir schon immer einmal klar und deutlich sagen wollte, Mutter!

Puh. Irgendwie weiß ich gar nicht so recht, wo ich anfangen soll. Es gab eine Menge Verletzungen deinerseits mir gegenüber, die ich immer geschluckt habe. Wut und Ärger konnte ich ja nie zeigen. Mein großes Frauenvorbild warst ja du, und Gefühle wie Wut z. B. waren immer unter deiner Würde. Ja, du hattest dich immer unter Kontrolle - immer deine Kontrolle, wie ich das hasse. So lauwarm, wenn es überhaupt warm ist. Alles musste funktionieren. Kotz, Würg, Donnerblitz. Hauptsache das Bild nach außen hin passt. Angepasst bis zum Geht-nicht-mehr. Zärtliche Gefühle von dir, die von Herzen kommen: gleich null. Ja, alles, was zu machen war, nach außen hin, das hast du großartig erledigt. Aber alles, wo es um Herz und Liebe ging, da war Ebbe, Eiszeit und Winterzeit. Ja, du hast dich sogar über andere erhoben, du als Kühlschrankvorbild. Grusel, da kann ein Kind ja nur frieren. Nestwärme, Geborgenheit und Liebe brauchte ich, keine noch so glatten Tischdecken oder diese ewige Mangelei. Was Kinder brauchen, das hast du nie begriffen. Nie, nie, nie, nie, einfach nie. Warum glaubst du wohl, wollte ich weg von zu Hause und ins Internat, warum wohl? Glaubst du, ein Kind, das glücklich ist zu Hause, will weg von zu Hause und ins Internat? Glaubst du das wirklich? Ich fühlte mich so einsam, und ich hoffte, dass es mir dort besser gehen würde. Die Bücher versprachen eine Welt von Lebendigkeit, Freundschaft und Herzenswärme. Danach sehnte ich mich. Ja, danach. Und du warst so streng und gnadenlos. Hast mich endlos mit deinen Dreckshausaufgaben getriezt. Übel, übel, übel, als würde das Leben nur aus Strapazen und Strafarbeit bestehen. Strafarbeiten ohne Ende. Und seitenweise diese blöden Buchstaben schreiben. Ich hatte meine eigene Schrift. Dieses Schönschreiben, oh, das kotzte mich so an. Und immer nur Nichtigkeiten. Ja, gut erzogen sollte ich sein. Meine Lebendigkeit killen, das hast du nicht geschafft. Und dann hast du mich noch zu dem ekligen geilen Fotografen geschickt; dieses Arschloch wollte, dass ich meine Bluse ausziehe. Es war gruselig und schrecklich eklig. Dieses verdammte Arschloch. Es war so ein schreckliches Gefühl, und ich konnte nicht einmal mit dir darüber reden. Ich schämte mich und hatte wohl noch Angst vor einer Bestrafung. Ich wurde ja immer leicht von dir bestraft, und das Lernen hasse ich bis heute. Es wurde mir so richtig vergällt von dir. Du bist so gemein. Ganz gemein. Und immer dieses Einteilen. Sparsam bis zum Umfallen. Wasser und dieser rote Tee, der heute noch einen Würgereiz bei mir hervorruft. Fanta gab es nur eine Flasche am Wochenende, und der Napfkuchen wurde auch eingeteilt, damit er bis zum Montagmorgen reicht. Alles wurde eingeteilt. Und du machtest dir null daraus, dass ich sehr darunter litt, dass du rauchtest. Ich fand die Luft so übel. Ich habe es so oft gesagt. Ohne Erfolg. Null hast du dich dafür interessiert, wie es mir geht oder was ich brauchen könnte. Und einfach mal in den Arm genommen werden oder auf deinem Schoß sitzen, daran kann ich mich rein gar nicht erinnern. Tja, so was. Ich hätte einmal eine Mutter gebraucht, die ihre Arme ausbreitet und sagt: 'Mein liebes Kind, komm nach Hause, ich freue mich auf dich' oder etwas in der Art. Und dann dieser Kontaktabbruch zwischen uns. Nie angerufen, nie geschrieben. Puh. Und das alles wegen deiner hohlen Vorstellung, dass es mir ja gut gehen würde und du dich nicht einmischen wolltest. Keine Geburtstagskarte und keine zu Weihnachten. Ich könnte dir auch nicht schreiben. Gabi sagte öfter, wenn ich älter bin, dann würden wir schon wieder Kontakt haben. Ich konnte es mir null vorstellen, wieder Kontakt mit dir zu haben, geschweige denn zu wollen. Du warst so weit weg von mir. Ich war fassungslos und wollte nicht mehr mit dir sein. Wenn du nur mal ein Fünkchen nachgedacht hättest, nachgespürt hättest, dann hättest du gefühlt, dass es mir bei meinem Vater und Gabi gar nicht gut gegangen ist. Ja, ja. Hauptsache du musst nicht fühlen, wie es dem anderen wirklich geht. Du warst nur bei dir und in deiner Welt. Und immer dreht sich alles nur um dich und deine Äußerlichkeiten.

Ach Gott. Und weißt du, als wir uns nach so vielen Jahren wiedersahen, hatte ich kein Gefühl, dass du meine Mutter bist. Es stimmte nicht mehr, dich Mama zu nennen. Ich wusste nicht mehr, was ich zu dir sagen sollte. Ein ganz unmögliches Gefühl. Du warst mir so fremd geworden. Es war gar nichts Herzliches zwischen uns. Sollte ich Jutta sagen, Mutter? Jutta, Muttchen? Ja über viele Jahre danach hatte ich ein seltsames Gefühl. Wie rede ich dich an? Oder Mutti? Ein ganz unmögliches Gefühl, dass einem da nichts so Rechtes einfallen mag. Und es gab verschiedene Versuche. Ich probierte aus, was sich gut anfühlt. Aber so richtig gut fühlte sich gar nichts an - bis heute. Und diese seltsamen Gefühle, wenn ich dich mit einem Mutterwort anrede, habe ich immer noch. Na ja, jedenfalls hatte ich keine Tochter-Mutter-Gefühle so richtig. Eher befreundete Gefühle mit der Zeit und so, als hätte ich das umgedreht, dass ich mich verantwortlich für dich gefühlt habe und du was von meinem spirituellen Weg übernommen hast. Und was ich dir echt übel nehme: dass du damals Spitznamen verteilt hast. Was für ein idiotischer Einfall, mich Floh zu nennen, weil ich die Kleinste war. Ein übler Titel, um sich damit identifizieren zu sollen. Floh, wer will denn gerne einen Floh haben? Diese kleinen lästigen Dinger. Ach ja, du, weil du doch die Kleinste bist. Scheiße, ich bin die Jüngste, doch nicht die Kleinste. Du hast mich nie gesehen. Mir, deiner Tochter, den Floh aufzudrücken! Du mit deinen üblen Ideen. Voll überzeugt, dass das gut sei. Ich wäre alles lieber gewesen als ein Floh. Du hattest es damit verteidigt, dass andere Namen nötig wären. Mein Gott. Da ist echt Hopfen und Malz verloren. Mich als winziges Etwas zu bezeichnen. Grausig. Und ich unterzeichnete auch noch als Floh und malte so eine hässliche kleine Kröte. Warst du blind?"

Beispiel eines Briefes an die Mutter nach dem Verzeihensritual

Die gleiche Patientin, die zuvor ihre Gedanken an ihre "Mutter" schrieb, schenkt uns jetzt ihre Zeilen, die zwei Wochen später nach dem Verzeihensritual entstanden sind. Es war für mich einer der schönsten Briefe, die ich bisher nach der Verzeihensarbeit mit meinen Patienten lesen durfte. Es war nicht nur im Brief sichtbar, dass die Patientin den Frieden mit ihrer Mutter gefunden hat, sondern sie hatte es wirklich verstanden und in ihr Leben integriert.

Liebe Mama,
ja, hier bin ich und werde mich dir auf eine neue Weise nähern. Lange war ich in der Anklage dir gegenüber und habe gegrollt, war enttäuscht über dich und dein für mich oft unverständliches Verhalten. Ich habe dich innerlich oft als lieblose Mutter gesehen, die nur ihre Pflicht macht und funktioniert. Lange habe ich gebraucht, um meine eingeengte Sichtweise und Einstellung zu verändern bzw. unser Zusammensein aus einer anderen Dimension zu betrachten.
Du wolltest Familie und hast mich geboren. Das ist ein wunderbares, nein, nicht nur ein wunderbares, sondern das größte Geschenk im Leben. Ohne meinen Körper gäbe es kein Leben für mich. Das hast du mir zusammen mit Papa geschenkt und hast alle Mühen auf dich genommen, dass ich es gut habe. Du hast dir auch viele Gedanken zur Familiengründung gemacht, hast dir den Vater für deine Kinder bewusst ausgesucht. Für mich und die Erfahrungen, die meine Seele machen wollte und immer noch will. Perfekt. Ich Menschenkind wollte und will viel erfahren über die Liebe, die ich übrigens tief in meinem Herzen trage. Ich glaubte immer, Liebe muss so und so aussehen. Ich durfte

erfahren, dass die Liebe unglaublich viele Gesichter hat. Ich durfte durch dich erfahren, dass sich Liebe in ganz vielem ausdrückt, so auch in Verantwortung und in einem gesunden Pflichtbewusstsein. Ich lernte und werde wohl mein Lebtag lang weiterlernen und mich entwickeln, dass du mir ganz viel geschenkt hast in deinem Leben, und ich bin sehr sehr dankbar, dass ich deine Eigenschaften als Mensch annehmen und die Qualität deiner Person wertschätzen kann.
Du wolltest für mich immer nur das Beste und hast gegeben, was du konntest. Du bist teilweise sogar für mich über deine Kapazitätsgrenzen gegangen, und es lag dir am Herzen, dass ich mich gut fühlte. Durch die jahrelange Suche in meinem Leben entdecke ich, dass ich viele Schätze in mir trage und dass die Liebe unglaublich viele Gesichter haben kann. Ich hatte eine sehr eingeschränkte Vorstellung, wie Liebe auszusehen hat, und ich durfte erfahren, dass sich die Liebe in einer unendlichen Vielfalt zeigt. Ohne Form kann sich die Liebe ja nicht manifestieren. Sie braucht eine Handlung, eine Tat oder so etwas in dieser Richtung. Du hast mir durch deine Handlungen gezeigt, dass ich für dich wertvoll bin. Ich lerne zu sehen, hinzusehen und größere Zusammenhänge zu erkennen. Und das gibt Freiheit und lässt meine negativ beladenen Urteile über dich und andere Menschen schwinden. Das Zauberwort heißt Mitgefühl. Mitgefühl mit dir, mit mir, mit Papa, mit ... und mit uns. Ich liebe euch alle, in alle Ewigkeit. Amen.

P.S.: Gott, ich danke dir, dass du mich führst, meine Verantwortung für mein Leben zu übernehmen. Und ich gehe Schrittchen für Schrittchen weiter.

★ ★ ★ ★ ★

Beispiele der Heilung durch eine Entschuldigung des Täters

Ich habe viele Beispiele in meiner Praxis erlebt, die zeigen, dass jemand gesund wurde, nur weil sich die betreffende "Täter/Helfer"-Person bei dem Patienten entschuldigt hat.

Fallbeispiel Morbus Basedow

Eine Patientin kam mit Morbus Basedow in meine Praxis. Morbus Basedow ist schulmedizinisch betrachtet eine Überfunktion der Schilddrüse mit den Merseburger Trias (Kropf, Augensymptom, Herzrasen). Gemäß der Tabelle von Dr. Hamer handelt es sich um einen Konflikt, "einen Brocken nicht zu fassen zu kriegen, weil man nicht schnell genug ist". In der konfliktaktiven Phase wird der Stoffwechsel erhöht, und damit wird das Individuum schneller.

Die Patientin hatte u. a. Herzrasen, war stimmungslabil und hatte ein hervorstehendes Auge. Vor kurzem hatte sie bemerkt, dass das Auge wieder in seine Position zurückging. Sie fühlte sich müde, hatte viel Hunger, Nachtschweiß und Kopfschmerzen. Diese Frau musste bereits in der Heilungsphase sein. Ich fragte erst einmal, wann die Basedowsymptome das erste Mal aufgetreten waren, ab wann das Auge hervorgetreten und was zuvor passiert war.

Die Patientin wusste damals nicht, ob sie von ihrem Freund ein Kind wollte. Sie setzte sich selbst eine Frist von wenigen Wochen, in der sie sich entscheiden wollte. Gerade als sie sich für ein Kind entschieden hatte, klingelte es an der Tür, und vor ihr stand ihr Freund und berichtete ihr freudestrahlend, dass er jetzt Vater würde von einer anderen Frau. Diese Ankündigung hatte die Patientin unerwartet, isoliert und dramatisch getroffen. Sie war nicht schnell genug gewesen, Ja zu sagen zu einem Kind.

Nun fragte ich sie, was sich denn in dieser Angelegenheit in letzter Zeit gelöst haben könnte. Also in der Zeit, kurz bevor sie Kopfschmerzen und Hunger bekam, müde wurde und ihr Auge zurück in seine Position ging. Die Antwort der Frau: Der Mann stand nach Jahren wieder vor der Tür. Er entschuldigte sich für sein damaliges Verhalten. Die Beziehung mit der anderen Frau ging wohl auch nicht gut. Die Patientin hatte sich, so lange, wie sie bei mir in Behandlung war, nicht entschieden, mit diesem Mann wieder eine Beziehung aufbauen zu wollen. Dies war von beiden Seiten nicht das Thema. Allein die Entschuldigung des Mannes hatte gereicht, die Frau in Heilung zu bringen.

• • • • •

Fallbeispiel Milchgangskarzinom

Eine andere Patientin berichtete, dass sie, bevor sie in meine Praxis kam, ein Milchgangskarzinom hatte chirurgisch entfernen lassen. Ein Milchgangskarzinom ist laut der Tabelle von Dr. Hamer ausgelöst durch einen Trennungskonflikt. Bei der Patientin war es eine Trennung vom Partner. Bei einem Trennungskonflikt, die Milchgänge betreffend, kommt es in der konfliktaktiven Phase zu einer Nekrose in den Milchgängen. In der Lösungsphase des Trennungskonfliktes kommt es zu einer Reparatur und deshalb zu einem Anschwellen der Milchgänge, was als Milchgangskarzinom gedeutet wird.

Wie kam diese Frau in Lösung ihres Trennungskonfliktes? Jahrelang hatte sie einen Lebenspartner, der ihr übel mitgespielt hatte. Die Palette reichte von Vergewaltigung über Psychospiele bis zum Mordversuch.

Die Trennung vollzog sich bereits vor Jahren, aber diese Trennung war nicht die Lösung gewesen. Auch dass die Patientin inzwischen einen neuen Lebenspartner hatte, führte nicht zur Lösung. Doch Jahre später rief der ehemalige Lebenspartner an, und die Patientin bat ihn, sich für diese Geschehnisse bei ihr zu entschuldigen, was er auch tat. Bereits nach wenigen Tagen bemerkte die Patientin ein Ziehen in ihrer Brust, weil sich die Milchgänge reparierten. Es kam zu einer Schwellung in den Milchgängen, die als Milchgangskarzinom gedeutet wurde.

Laut der Tabelle von Dr. Hamer weiß man, dass in der Lösungsphase ein "Milchgangskarzinom" auftritt, das sich am Ende der Heilungsphase zurückbildet. In der konfliktaktiven Phase entstehen Nekrosen in den Milchgängen, die niemand sucht und diagnostiziert. Deswegen bemerkt man ein "Milchgangskarzinom" erst am Beginn der Heilungsphase.

Beide Frauen waren esoterisch ausgerichtet und erzählten mir, dass sie schon ganz viel an sich gearbeitet und diesen Männern bereits vor der Konfliktlösung verziehen hätten. Die Geschichten zeigen, dass dies ein Irrtum war. Damit diese Frauen weiterhin geistig und damit auch biologisch gesunden, ist es wichtig, dass sie verstehen, warum ihnen dies passiert ist.

★ ★ ★ ★ ★

Weitere Fallbeispiele

Ich habe bewusst auch Fallbeispiele ausgesucht, bei denen nicht immer alles glatt lief. Ich möchte damit deutlich machen, wie schwierig es ist, trotz des Wissens um geistige und biologische Gesetze adäquat zu handeln. Manch eine Person kann oder will nicht verzeihen, kann oder will ihr Verhalten nicht ändern. Manch eine Person kann den biologischen oder geistigen Gesetzen nicht genügend vertrauen, um ihre Ängste zu überwinden, und geht dann einen anderen Weg - und findet nicht mehr zurück. Es ist wichtig, dass der Patient im Frieden mit seinem Konflikt und gegebenenfalls in klinischer Betreuung ist.

Ich erkläre die Erkrankung/Leidensgeschichte meinen Patienten immer anhand eines Strickpullovers: Wenn Sie einmal den Faden aus einer Masche richtig herausgezogen haben, dann sieht es doch erst einmal so aus, als ob da jetzt ein Knoten wäre, vielleicht wie bei Ihrer Erkrankung/SBS. Etwas hat sich verfestigt. Ja, und nun fangen Sie mal an und fummeln den Faden wieder so rein, dass alles wieder schick und wie neu aussieht. Da steckt ganz schön viel Arbeit, Zeit, Können und Feingefühl dahinter, oder?

In den folgenden Fallbeispielen schreibe ich über Heilphasen, wobei Heilphase nicht heißt, dass man nichts mehr tun müsse. Im Gegenteil, es ist wichtig, dass man sie gut überwacht. Je nach Schwere der Heilphase muss intensiv klinisch überwacht werden, und eventuell kann eine Operation nötig sein und so weiter. Auf jeden Fall sollte auch überprüft werden, dass alle Schienen beseitigt sind, damit der Konflikt nicht "hängend" in Heilung bleibt.

Die Namen zu den Fallbeispielen sind auf Wunsch der Patienten geändert worden.

Fallbeispiel Glaskörpertrübung

Persönliche Daten: Tom, 11 Jahre, Rechtshänder
Symptome: beidseitige Glaskörpertrübung mit ständigem Sehen von Blitzen seit einem Jahr

Organ: Glaskörper
Konfliktinhalt: doppelter Angst-im-Nacken-Konflikt

Konflikterlebnis / DHS:
Tom ärgerte ständig seinen Bruder Peter. Toms Verhalten war extrem. Seine Eltern wussten sich keinen anderen Rat mehr und unterbreiteten ihm unverhofft, er müsse zum Psychologen. Das war Tom extrem peinlich, und er hatte zudem noch Angst, dass die Eltern sich seinetwegen scheiden lassen würden.

Konflikt - Angst im Nacken: Ich muss zum Psychologen.

Konflikt - Angst im Nacken: Meine Eltern lassen sich meinetwegen scheiden.

DHS-Urteil:
Du, Mutter, machst mir Angst.

Ungewollter Täter, was nicht verziehen wurde (PVS):
Wem hat Tom wann Angst gemacht?

Tom (11 Jahre) erfreut sich seit Monaten daran, seinen Bruder Peter (8 Jahre) zu ärgern und ihm vor allem Angst zu machen, indem er ihn ständig erschreckt. Peter ist inzwischen schon so verzweifelt, dass er am liebsten freiwillig ins Kinderheim gehen würde.

PVS-Urteil:
Ich, Tom, habe Peter Angst gemacht.

Konfliktlösung:
Die Mutter und ich haben Tom die biologischen und geistigen Gesetze erklärt. Tom hat sich bei Peter für sein Handeln entschuldigt, und Peter hat die Entschuldigung auch angenommen. Seitdem erschreckt Tom seinen Bruder nicht mehr, und sie vertragen sich deutlich besser.

Heilphase:

Tom reagierte mit Heilungssymptomen wie starken Kopfschmerzen, mit Müdigkeit und anfangs auch mit Druck auf den Augen für mehrere Tage. Danach folgte ein deutlicher Rückgang seiner Augenbeschwerden. Ganz selten sieht er noch Blitze. Wenn Tom auch weiterhin das Verhältnis zu seinem Bruder verbessert, braucht er keine Angst mehr im Nacken zu haben, und seine Augen werden ausheilen.

•••••

Fallbeispiel Kalkschulter und Hypertrophie der Gebärmutterschleimhaut

Persönliche Daten:	Regina, 52 Jahre, Rechtshänderin
Symptome:	heftig schmerzende Kalkschulter (links mehr als rechts), Durchschlafstörungen, starke Blutungen
Organ:	Knochen, Gebärmutterschleimhaut
Konfliktinhalt:	1. Selbstwerteinbruch, “Ich bin eine schlechte Mutter (links) und schlechte Partnerin (rechts)” 2. hässlicher halbgenitaler Konflikt

Vorgeschichte:

Als Regina etwa sechs Jahre alt war, ging ihr Vater fremd, und als sie zwölf Jahre alt war, verließ er die Familie. Bis dahin fand sie ihren Vater toll, doch dann gab sie ihr Urteil ab, weil sie all dies nicht verstehen und verarbeiten konnte.

TE-Urteil:

Du, Vater, gehst fremd.

Konflikterlebnis: Selbstwerteinbruch / DHS:

Regina hat drei Kinder mit Hans. Sie war unzufrieden in der Beziehung, doch statt die störenden Dinge zur Sprache zu bringen, ging sie lieber gleich fremd. Als ihr Liebhaber sich mit in die Familie integrierte, erlitt sie einen Selbstwerteinbruch: "Ich bin eine schlechte Mutter (für die linke Schulter) und eine schlechte Partnerin (für die rechte Schulter)." Ein Selbstwerteinbruch, den Knochen betreffend, lässt in der Konfliktaktivität Osteolysen/Knochenschwund/Entkalkungslöcher entstehen. In der Heilungsphase werden die Knochen wieder aufgebaut.

Nach einer gewissen Zeit entschied sie sich gegen das Fremdgehen. Sie fühlte sich schuldig und wollte ihre Ehe mehr achten. Das brachte ihr eine Teillösung für die Selbstwerteinbrüche, allerdings in hängender Lösung, nämlich die Kalkschulter beiderseits mit chronischen Schmerzen für Jahre.

Die Besinnung ("Ich will nicht mehr fremdgehen.") war der Richtungswechsel (RW), so dass nun - nach dem RW - ihr ein DHS-Täter genau das Gleiche in einer Spiegelung zeigen konnte, so dass sie damit die Möglichkeit bekam, sich selbst und auch Hans, der ihr DHS-Täter wurde, zu verzeihen.

2. Konflikterlebnis: hässlicher halbgenitaler Konflikt / DHS:

Ganz unerwartet verließ ihr Partner Hans vor vier Jahren sie und ihre Kinder wegen einer anderen Frau. Sie empfand dies als hässlichen halbgenitalen Konflikt.

DHS-Urteil:

Du, Hans, verlässt die Familie wegen einer anderen Frau.

Ungewollter Täter, was nicht verziehen wurde (PVS):

Die Frage an Regina lautete: Wann hast du, Regina, deine Familie wegen eines anderen Mannes verlassen? Wie schon erwähnt, ging

Regina bereits sieben Jahre zuvor fremd. Sie hatte ihren Mann/ihre Familie verlassen, indem sie sich nicht mit ihrem Partner Hans auseinandergesetzt hatte.

PVS-Urteil:

Ich, Regina, habe die Familie wegen eines anderen Mannes verlassen.

Problem:

Wenn Regina weiter urteilt und sauer auf Hans ist, wird sie nicht gesund werden. Das ist das, was sie "krank" macht. Der erste Konflikt ("Ich ging fremd.") verbunden mit dem Selbstwerteinbruch und dem Geschehen hinsichtlich ihrer Knochen war schon vorher in der Welt. Der unbewusste Helfer Hans gab ihr das Geschenk in bedingungsloser Liebe, indem er so ist bzw. war, wie sie war. Hätte sie dies gleich erkannt, wäre kein SBS ("hässlicher, halbgenitaler Konflikt") gestartet, infolgedessen in der Gebärmutter vermehrt Gebärmutterschleimhaut entsteht - schulmedizinisch als Adeno-Ca, also Krebs bezeichnet.

Aktive Phase:

1. Konflikt (Selbstwerteinbruch): Zellminus im Knochen, hier Schulter
2. Konflikt (hässlich, halbgenital): Hypertrophie, also Zellplus der Gebärmutterschleimhaut

Konfliktlösung:

Während ihr Ex-Partner Hans mit einer anderen Frau lebte, hatte auch sie wieder neue Beziehungen. Immer mehr beschäftigte sie sich mit den Hintergründen und versuchte zu verstehen, warum alles so gekommen war und warum sie fremdgegangen war. Dadurch verminderte sie die Intensität ihres Konflikts.

Zwischenzeitlich bekam sie einen weiteren Konflikt dadurch, dass ihr neuer Freund Julio nicht ihre Sprache gelernt hatte und nicht mit ihr kommunizieren konnte. Julio war wiederum der Helfer dafür, ihr zu zeigen, dass sie damals nicht mit ihrem Partner Hans kommuniziert hatte.

Dann kam die Konfliktlösung, als ihr Ex-Partner Hans sich von seiner neuen Frau trennte. Regina bekam starke Blutungen und verstärkte Schulterschmerzen.

Zu dieser Zeit kam Regina zu mir. Wir erarbeiteten uns alle Fakten, und ich erklärte ihr die Zusammenhänge, so dass sie sich selbst, Hans, insbesondere auch ihrem Vater und allen anderen beteiligten Männern verzeihen konnte. Und das Unglaubliche war, dass sie durch die Vergebung plötzlich offen war für ihren Ex-Partner Hans, sie gemeinsam in den Urlaub fuhren und sie sich neu in ihn verlieben konnte. Sie planen nun wieder eine gemeinsame Zukunft.

Heilphase:
Konflikt: Kalkschulter
Rückgang der Schmerzen und deutlich bessere Beweglichkeit
Konflikt: Abstoßen der "überflüssigen" Gebärmutterschleimhaut unter starken Blutungen

Weitere Therapien:
Fußreflexzonentherapie
Ausleitungs-/Entgiftungstherapie
Cantienica - eine Methode für Körperhaltung und Körperform, was sie selbst erlernt hat und praktiziert

• • • • •

Fallbeispiel Gebärmutterkörperschleimhaut

Persönliche Daten:	Paula, 42 Jahre, Rechtshänderin
Symptome:	gelegentliche Unterleibsschmerzen, verstärkte Blutungen
Organ:	Gebärmutterkörperschleimhaut
Konfliktinhalt:	hässlicher halbgenitaler Konflikt

Konflikterlebnis / DHS:

Paula besuchte ein Seminar und lernte Rex kennen. Sie kamen sich näher, und er sagte Paula, dass er eine Freundin und ein Kind hat. Natürlich verstand er sich schon lange nicht mehr mit seiner Freundin, und sie wollten sich seit langem trennen. Im Seminar antwortete Rex auf die Frage, ob er verheiratet ist, mit: "Nein, nur Freundin mit Kind." Auch nach dem Seminar waren Paula und Rex sich sehr nah, obwohl sie sehr weit voneinander entfernt lebten. Sie mailten fast jeden Tag.

Eines Tages surfte Paula ein wenig im Internet, um etwas über ihre Fernliebschaft zu erfahren. Sie hatte Erfolg, denn sie fand eine Homepage von Rex. Da entdeckte sie nicht nur seinen Namen, sondern auch den seiner Freundin. Nur wie konnte es sein, dass sie den gleichen Nachnamen besaß wie er? Genau in diesem Moment schoss etwas durch ihr Gebärmutterschleimhautrelais vom Hirnstamm in die Gebärmutter. Es fühlte sich an wie ein spitzer Pfeil, der sie unerwartet auf dem falschen Fuß, isoliert und dramatisch getroffen hatte. Mit so viel Unehrlichkeit hatte sie bei diesem Mann nicht gerechnet. Sie weiß seit dieser Zeit ganz genau, wie sich ein DHS im Körper anfühlt. Sie empfand es als "hässlichen halbgenitalen Konflikt". Schlagartig hatte sie ein komisches Gefühl im Unterleib (Gebärmutter). Dazu war ihr eiskalt und total übel. Ihre Gedanken kreisten nur um das eine Thema: "Wie konnte dieser Mann so unehrlich sein?"

Zum Glück kannte sie die fünf Biologischen Naturgesetze. Deshalb wusste sie, dass sie den Konflikt dringend lösen musste, um nicht mit einem Gebärmutterkörperschleimhaut-Karzinom zu reagieren. Normalerweise hätte sie mit ihrem Wissen den Konflikt leicht lösen können. Aber es löste sich nichts. Sie blieb extrem konfliktaktiv mit eiskalten Händen und Zwangsdenken über das Geschehnis. Fast zwei Stunden sprang sie - tief getroffen - wie Rumpelstilzchen um ihren Laptop herum.

Warum schaffte Paula es nicht, den Konflikt zu lösen?

Das DHS konnte sie nur wie ein spitzer Pfeil treffen, weil sie selbst vorher "geschossen" und getroffen hatte. Paula musste also suchen, wann sie einmal so gewesen war wie Rex. Wie war Rex? Was störte sie so? Rex hatte ihr nicht die ganze Wahrheit über seine Beziehung erzählt. Das Wort "verheiratet" hatte er unterschlagen, um sie ins Bett zu kriegen.

DHS-Urteil:

Du, Rex, hast etwas unterschlagen, um mich ins Bett zu kriegen.

Hier hatte Rex den Bogen überspannt, damit den spitzen Pfeil abgeschossen und getroffen.

Ungewollter Täter, was nicht verziehen wurde (PVS):

Bei wem, wann und warum hatte Paula etwas unterschlagen, um jemanden ins Bett zu kriegen?

Sie musste nicht lange suchen. Zwei Tage zuvor war sie mit ihrer besten Freundin in einer Diskothek gewesen und hatte dort John kennen gelernt, einen unglaublich gut aussehenden Mann. Ziemlich schnell fragte er Paula nach ihrem Alter. Er sagte, dass er 30 Jahre alt sei, und er schätzte sie auf 27 Jahre, blieb aber hartnäckig und wollte es genau wissen. Sie dachte, wenn sie jetzt erzählen würde, dass sie

38 Jahre ist, dann läuft garantiert nichts mit ihm. Also sagte sie, sie sei 32 Jahre. Daraufhin sagte er, das sei gerade so die Grenze für ihn. Sie war natürlich erleichtert, und es hatte ja auch funktioniert (aber wahrscheinlich hätte es auch mit 38 Jahren funktioniert). So plagte sie nun das schlechte Gewissen, dass sie "6" Jahre unterschlagen hatte. Also war sie ein ähnlich guter Täter wie Rex und konnte ihm vergeben, dass er ihr nicht die ganze Wahrheit gesagt und das Wort "verheiratet" unterschlagen hatte. Sie war jetzt auch Täter, als sie "unwesentliche" sechs Jahre unterschlagen hatte. Sie konnte sich somit auch selbst die Unwahrheit vergeben, weil andere nicht anders sind als sie.

PVS-Urteil:

Ich, Paula, habe etwas unterschlagen, um ihn ins Bett zu kriegen.

Hier hatte Paula den Bogen überspannt, damit den spitzen Pfeil abgeschossen und getroffen.

Heilphase:

Ab diesem Moment - das PVS-Urteil war klar - war ihr Konflikt gelöst, und sie bekam auch wieder warme Hände und wurde vagoton. Da sie aber noch anderthalb Jahre mit Rex Kontakt hatte, war der Konflikt nicht ganz gelöst. Durch die weitere Unehrlichkeit von Rex blieb sie auf der Schiene. Sie hätte viel eher die Beziehung zu Rex beenden müssen.

Nach fünf Jahren schied Paula noch große Gebärmutterschleimhautbrocken aus, als sie umzog. Dabei entdeckte sie auch noch eine Schiene, das Internet. Als sie sich selbst verziehen hatte und sich in Gedanken bei der Frau von Rex entschuldigt hatte, dass sie über das Internet beim E-Mailen mit den verheirateten Mann eine "Liebesbeziehung" führte, konnte der Konflikt vollständig heilen und die Regelblutung normalisierte sich. Man sieht: Erst wenn alle Aspekte vergeben sind, verschwinden die Schienen.

Kommentar:

Das Ungewöhnliche an dieser Geschichte ist, dass die Tat von Rex, nämlich die Unterschlagung, dass er verheiratet ist, zwei Monate vor der PVS-Tat, nämlich die Unterschlagung von sechs Jahren, stattfand. Es ist anzumerken, dass PVS und DHS, nämlich Paula sieht im Internet, Rex ist verheiratet, in der richtigen Reihenfolge geschehen.

Könnte es sein, dass die Gesetzmäßigkeiten so genial funktionieren, dass sie dafür gesorgt haben, dass Paula erst dann auf die Internetseite von Rex geschaut und ihr DHS bekommen hatte, als sie gerade und "auf die Schnelle" vorher "Täter" bei John gewesen war? Warum hatte sie nicht die zwei Monate, die nach der Begegnung mit Rex vergangen waren, genutzt, um im Internet zu suchen?

Bei den anderen hier geschilderten Patientenfällen geschieht alles viel langsamer bzw. in größeren Zeitabschnitten. Zuerst erfolgt die PVS-Tat als Tun und Erkenntnis meines Opfers, dass es Opfer ist. Es dauert dann, bis es beim PVS-Täter zum Lagewechsel kommt. Und dann schlägt das DHS ein, auch als Einheit von Tun und Erkenntnis, dass ich Opfer bin.

Hier nun sorgt unbewusst Rex dafür, dass später das DHS bei Paula einschlagen kann. Bevor es nun zum DHS kommen darf, sorgen die geistigen Gesetze dafür, dass Paula die zugehörige PVS-Tat begeht. Dies, damit Paula erkennen kann, dass Rex nicht aus "genereller" Bösartigkeit handelte, sondern aus einem Grund, den sie nun - nach ihrer PVS-Tat - gut verstehen kann: So einen schönen Menschen kann ich mir nicht als Sexualpartner entgehen lassen. Wie Paula bestätigte, ist sie generell nicht so, ja, ihr Verhalten in der Situation mit John hatte sie schon selbst erstaunt. Als dann das DHS kam und sie das zugeordnete PVS sehen konnte - es war ja gerade zwei Tage her und nur deshalb zu entdecken -, konnte sie fühlen und verstehen, wie Rex gefühlt hatte. Und das war die Grundlage, wirklich verzeihen zu können. Hätte Paula kein PVS gehabt, dann hätte Paula auch nicht verzeihen können. Wirklich verzeihen kann man nur, wenn man selbst einmal Täter in gleicher Weise war. So kann man erkennen, warum der andere so gehandelt hat.

Generell gilt: So ist es immer. Auch bei den PVS-DHS-Geschichten, bei denen PVS und DHS weit auseinanderliegen (wie eben bei den anderen geschilderten Patientenfällen).

Die Geschichte von Paula, Rex und John hat noch eine Besonderheit. Sie ist nämlich die (erste) Geschichte, anhand derer ich die geistigen Gesetze zu erkennen begann. Gerade weil PVS und DHS nur zwei Tage auseinanderlagen, konnte ich als Therapeutin bei Paula den Bezug des PVS zu ihrem DHS entdecken. Mich hat verwundert, dass es bei anderen Fällen - wie schon gesagt - so war, dass PVS und DHS meist sehr weit auseinanderlagen. So sollte ich wohl Gott dafür danken, dass er mir diese besondere Geschichte schenkte, die all die anderen Geschichten - dann gemäß den geistigen Gesetzen, die es nach und nach zu entdecken galt - durchschaubar machte.

Die Affäre mit John war übrigens an dem Tag beendet, als sie John sagte, dass sie sechs Jahre älter ist.

• • • • •

Fallbeispiel Herzrhythmusstörungen

Persönliche Daten:	Josefine, 67 Jahre, Linkshänderin
Symptome:	wenig Lebensfreude, Herzrhythmusstörungen seit vielen Jahren
Organ:	Koronararterien
Konfliktinhalt:	sexueller Konflikt

Konflikterlebnis / DHS:

Josefine machte eine Gesprächstherapie, die Lebens-Impuls-Begleitung, bei mir. Ihr Ziel war, mehr Freude im Leben zu haben. Sie erzählte zwei prägende Erlebnisse aus ihrer Kindheit, und dabei kam Folgendes heraus: Mit sechs Jahren hat ihr Vater sie beim Schäkern von hinten mit seinem Finger ohne eine sexuelle Absicht in ihrer Poritze berührt.

DHS-Urteil:

Du, Vater, berührst mich an einer verbotenen Stelle (unter meinem Rock).

Warum empfand Josefine das DHS-Ereignis als sexuellen Konflikt, und warum passierte ihr das?

Der Vater ist hier ein ungewollter Täter. Er ist der Spiegel für das damalige Kind Josefine. Er zeigt: Liebe Josefine, du hast da eine Wunde. Diese hat zu tun mit einem Finger. Da hast du dir etwas nicht verziehen.

Josefine musste nicht lange suchen. Als sie drei Jahre alt war, hatte sie an der Feinstrumpfhose ihrer Mutter gespielt. Die Feinstrumpfhose hatte eine Laufmasche. Diese fuhr Josefine mit ihrem kleinen Fingerchen ganz hoch bis unter den Rock ihrer Mutter (PVS).

PVS-Urteil:

Ich, Josefine, habe meine Mutter an einer verbotenen Stelle berührt (unter ihrem Rock).

Der Mutter war das sehr peinlich neben den anderen Menschen im Raum. Sie schlug Josefine auf die Finger. Ab diesem Moment fasste Josefine ihre Mutter nicht mehr an und bekam ihrerseits auch nie eine Umarmung oder Streicheleinheit. Josefine hatte sich die

Geschichte mit der Laufmasche nicht verziehen. Das hat der Vater ihr gespiegelt, genau mit dem Finger, und damit setzte er einen sexuellen Konflikt (DHS). Nun lehnte sie wegen seiner Aktion auch den Vater ab.

Josefine machte es seit ihrem dritten Lebensjahr anderen recht. Zuerst machte sie es der Mutter recht, indem sie ihre Mutter nicht mehr berührte, denn deswegen hatte sie ja einmal Ärger bekommen. Mit zunehmendem Alter machte sie es dann allen recht, den Kindern, dem Mann und anderen.

Auch in ihrer Ehe verhielt sie sich eher abwartend und zurückhaltend. Sie war nicht mehr authentisch, sondern verhielt sich so, wie ihre Mutter sie haben wollte. So sollte sie sein.

Als Josefine diese Zeilen (ich hatte ihr ihren Fall selbstverständlich zum Lesen gegeben) noch einmal las, bemerkte sie, dass sie immer noch in gewissem Maße diese Haltung von damals hatte. Sie will in Zukunft darauf achten, dass sie wieder ihre Impulse lebt.

Heilphase:

Josefine konnte ihrem Vater, ihrer Mutter und sich selbst verzeihen.

Ihre Herzrhythmusstörungen verschwanden nach wenigen Wochen, und sie konnte mehr Freude empfinden.

•••••

Fallbeispiel Regelverlust vor sieben Jahren

Persönliche Daten: Jenni, 34 Jahre, Linkshänderin
Symptome: Regelverlust vor sieben Jahren, niedriger Östrogenspiegel, erhöhter Prolaktinwert
Organ: Eierstöcke, Hypophyse

Konfliktinhalt: Eierstock: hässlicher halbgenitaler Konflikt
Eierstock: Verlustkonflikt um das Kind
Hypophyse: Konflikt, die Familie nicht ernähren zu können

Konflikterlebnis / DHS:
Die langjährige beste Freundin Alexandra sagte, sie wolle sich von Jenni trennen, wenn Jenni schwanger wird, denn Alexandra war der Meinung, dass Jenni mit ihren erst 23 Jahren keine Familie ernähren könne. Es wäre zu früh und unverantwortlich. Was Alexandra sagte, sagte auch Jennis damaliger Freund.

Konflikt, die Familie nicht ernähren zu können.

DHS-Urteil:
Du, Alexandra, bist die Person, die mir gedroht hat, mich zu verlassen, wenn ich ein Kind gebäre [Verlustkonflikt], und die damit meine zukünftige Familie (Gens) zerstört hat [hässlicher halbgenitaler Konflikt], und du bist die Person, die glaubt, dass ich für das Kind nicht sorgen kann. Durch dich habe ich kein Kind und keine Familie.

Ungewollter Täter, was nicht verziehen wurde / PVS:
Jenni hatte, als sie 15 Jahre alt war, ihre Mutter überredet, mit ihr zusammen beim Vater auszuziehen. Sie verließen ihn, weil er nicht gut für sie gesorgt hatte.

PVS-Urteil:
Ich, Jenni, war die Person, die dem Vater sein Kind (die Tochter Jenni - und auch die Frau) wegnahm [Verlustkonflikt] und damit die Familie (Gens) zerstörte [hässlicher halbgenitaler Konflikt], weil ich glaubte, dass er nicht gut für uns gesorgt hatte und es auch in Zukunft nicht würde tun können. Durch mich hatte er kein Kind und keine Familie.

Jennis Freundin Alexandra und Jennis damaliger Freund hatten ihr mit ihrer Drohung gezeigt, was sie sich noch nicht verziehen hatte bzw. wann sie kein Mitgefühl mit ihrem Vater gehabt hatte.

Konfliktlösung:

Jenni konnte sich in Gedanken bei ihrem Vater, der schon gestorben war, von ganzem Herzen entschuldigen.

Sie bat ihre beste Freundin Alexandra, sich bei ihr zu entschuldigen, dass sie nicht zu ihr gehalten und ihr gedroht hatte. Sie bat Alexandra zu sagen, dass sie ihre Freundin bliebe, wenn sie ein Kind bekommen wird, weil sie es auch ernähren kann (sie hat inzwischen einen Job und einen Ehemann). Das Gleiche bat sie ihren Ehemann. Beide versicherten ihr, ihr die Treue zu halten, wenn sie ein Kind bekommt. Damit stellte sich eine Harmonie für Jenni ein.

Dem damaligen Freund hat Jenni auch verziehen - dies umso leichter, als er sowieso nicht der Richtige gewesen war.

Heilphase:

Beginn mit viel Müdigkeit, nach 14 Tagen leichte Unterleibsschmerzen und leichter Ausfluss. Die Östrogen- und Prolaktin-Werte verändern sich nur langsam. Insgesamt ist Jenni deutlich ausgeglichener und glücklicher.

Momentan war die fehlende Regel und der Kinderwunsch kein Thema mehr für Jenni. Dennoch empfahl ich ihr, sich eine kleine Katze anzuschaffen, damit das biologische Wesen in ihr ein Kind hat, das sie gut ernähren kann. So kann sich der Konflikt auch biologisch lösen. Jenni sagte, dies hatte sie sowieso vor, wenn sie und ihr Mann ihren Traum verwirklichen, aufs Land zu ziehen. Außerdem möchte sie ihren Beruf verändern und auf dem Land mit Kindern arbeiten. Auch das kann nochmals zur Lösung beitragen.

Dieser Fall mit Jenni macht den folgenden Fall mit ihrer besten Freundin Alexandra verständlich.

•••••

Fallbeispiel Regelverlust vor vier Monaten

Persönliche Daten:	Alexandra, 32 Jahre, Linkshänderin (die beste Freundin von Jenni – Fallbeispiel Regelverlust vor sieben Jahren)
Symptome:	Regelverlust vor vier Monaten
Organ:	Eierstock, Hypophyse
Konfliktinhalt:	Verlustkonflikt, Nicht-ernähren-können-Konflikt

Konflikterlebnis / DHS:
Ihr liebstes Pferd ist plötzlich vor sieben Monaten gestorben.

DHS-Urteil:
Du, Pferd, hast mich verlassen.

Ungewollter Täter, was nicht verziehen wurde (PVS):
(siehe vorheriger Fall – geschah fast zeitgleich, als Jenni in Lösung ging)

PVS-Urteil:
Ich, Alexandra, wollte Jenni verlassen. Ich war die Person, die dafür verantwortlich ist, dass Jenni kein Kind hat.

Alexandra bekam den Konfliktschock, weil sie ihre Freundin verlassen wollte. Nebenbei erkannte sie auch noch, dass sie wohl eher diejenige war, die sich nicht richtig um ihr Pferd gekümmert hatte / es nicht ernährt hatte (weil es in einer anderen Stadt war).

Konfliktlösung:
Alexandra hatte sich in Gedanken liebevoll bei ihrem Pferd entschuldigt und veranlasst, dass die Urne in ihre Wohnung geschickt wurde, damit sie öfter bei ihm sein konnte. Bei ihrer besten Freundin Jenni entschuldigte sie sich und versicherte ihr, dass sie zu ihr halten würde, wenn sie ein Kind bekommt.

Heilphase:
Bereits einen Monat später bekam Alexandra wieder ihre Regel.

•••••

Fallbeispiel Hodenkarzinom

Persönliche Daten:	Tim, 47 Jahre, Linkshänder
Symptome:	Hodenkarzinom links
Organ:	linker Hoden
Konfliktinhalt:	Verlustkonflikt / Partnerseite beim Linkshänder

Konflikterlebnis / DHS:
Tim ist homosexuell. Sein Freund Max beendete vor ein paar Jahren unerwartet die Beziehung.

DHS-Urteil:
Du hast mich belogen, betrogen und für deine Zwecke (Coming-out) benutzt.

Ungewollter Täter, was nicht verziehen wurde (PVS):
Wen hat Tim zuvor belogen, betrogen und für seine Zwecke benutzt?

Vor der Beziehung mit Max hatte Tim eine Beziehung mit Nicolas. Ihn hat er belogen, betrogen und für seine Zwecke (Übergangslösung, bis sich etwas Besseres findet) benutzt.

PVS-Urteil:
Ich, Tim, habe Nicolas belogen, betrogen und für meine Zwecke (Coming-out) benutzt.

Konfliktlösung:
Nachdem Tim Max losgelassen hatte und sich die Beziehung zu Nicolas wieder besserte, kam Tim in Lösung. Die vorherige Hodennekrose in Konfliktaktivität wurde nicht diagnostiziert. Erst als Tim mit dem Konflikt in Lösung ging, kam für etwa 14 Tage ein Ziehen im linken Hoden und innerhalb von drei Tagen eine starke Hodenschwellung mit Schmerzen. Der linke Hoden wurde sofort wegoperiert und eine Serie Chemotherapie gemacht.

Danach kam Tim in meine Praxis. Er erkannte sofort seinen Konflikt und verstand, was der Auslöser und was die Lösung war. Dadurch konnte er seine Krebsangst loslassen. Durch das Verstehen der Ursache seiner Erkrankung konnte Tim seinem Freund Nicolas gegenüber Mitgefühl zeigen und ihn um Verzeihung bitten, was die Beziehung weiter festigte. Das machte es ihm leichter, auch sich selbst zu verzeihen. Max konnte er nun noch besser loslassen.

Heilphase:
Er konnte besser schlafen und war wieder glücklicher.

•••••

Fallbeispiel Nebennierenrinde

Persönliche Daten:	Lena, 43 Jahre, Rechtshänderin
Symptome:	extreme Müdigkeit seit vier Jahren (sonst keine Befundsuche)
Organ:	Nebennierenrinde
Konfliktinhalt:	Konflikt, aufs falsche Pferd gesetzt zu haben

Konflikterlebnis / DHS:

Lena möchte sich beruflich gern verändern. Sie ist Therapeutin und möchte zusammen mit Freunden in einer Klinik arbeiten, dazu müsste sie in eine andere Stadt ziehen. Von dem Klinikprojekt ist sie sehr begeistert. Zur gleichen Zeit lernt sie bei einem Seminar Rudi kennen. Sie kommen sich sehr nah, und sie bemerkt, dass sie ähnliche berufliche Interessen und Ziele haben. Rudi strebt ein ähnliches Klinikkonzept in einer nahegelegenen Stadt an, in die Lena auch ziehen möchte. In ihrem verliebten Leichtsinn malt sie sich ein Konstrukt von einer gemeinsamen beruflichen Zusammenarbeit an diesem Ort oder sogar von einer gemeinsamen Beziehung aus. Obwohl sie fest entschlossen war, zusammen mit ihren Freunden in der neuen Klinik zu arbeiten, wartete sie unbewusst auf Rudi. Die Klinik mit ihren Freunden kam nicht zustande. Intuitiv, wie sie war, wusste sie, dass sie falsche Signale ausgesendet hatte. Inzwischen wurde auch deutlich, dass Rudi doch andere Interessen hatte, als Lena es sich ausgemalt hatte.

Lena wurde bewusst - und das war ihr DHS - dass sie aufs falsche Pferd gesetzt hatte, nämlich auf Rudi. Sie wurde konfliktaktiv. Sie hatte sich ihren wundervollen Traum, in einer Klinik zu arbeiten, verbaut.

Die Lösung wäre: Entweder es klappt noch mit der Klinik, oder sie kommt mit Rudi zusammen und setzt das Klinikprojekt um, oder sie lässt los.

Keine der Möglichkeiten ist eingetroffen, und loslassen konnte sie auch nicht.

Durch die Fehlentscheidung hatte Lena für ein Jahr ihre eigene Praxisneugründung hinausgezögert, was ihr einen Verlust von mehreren Tausend Euro einbrachte.

DHS-Urteil:

Du, Rudi, möchtest nicht mit mir, Lena, zusammen eine Klinik führen.

Warum konnte Lena nicht loslassen, und warum bekam sie überhaupt den Konflikt, "auf das falsche Pferd (Rudi) gesetzt zu haben" (PVS)?

Fünf Jahre zuvor war Lena noch keine Therapeutin gewesen. Sie kam aus einem anderen Beruf und lernte einen Arzt, Victor, kennen. Dieser gründete gerade eine Art Tagesklinik und stellte Lena als wissenschaftliche Assistentin bzw. Verwaltungsleiterin ein. Geplant war, dass sie nach zwei Jahren die Geschäftsleitung übernehmen sollte. Diese Tagesklinik finanzierte ihr sogar ihre Ausbildung zur Therapeutin, die sie nebenbei am Wochenende absolvierte. Die zwei Jahre waren fast vorbei, und der Wechsel zur Geschäftsleitung stand an. Sie entschied sich aber dann doch, den Weg der Therapeutin zu gehen, um später als solche in dieser Tagesklinik zu arbeiten, und lehnte den Geschäftsführerposten ab. Das gefiel dem Chef Victor und den anderen Gesellschaftern nicht. Sie wurde nun schlecht behandelt, und schließlich wurde ihr gekündigt. Wenige Monate später musste - wahrscheinlich, weil Lena nun als "Seele" des Geschäfts fehlte - die ganze Tagesklinik geschlossen werden. Victor machte deshalb einige Tausend Euro Verlust. Wahrscheinlich hatte auch Victor aufs falsche Pferd gesetzt, nämlich auf Lena. Hier war also Lena ungewollter Täter.

Ungewollter Täter, was nicht verziehen wurde (PVS):

PVS-Urteil:
Ich, Lena, wollte nicht mit Victor zusammen die Klinik führen.

Lena hatte damals kein Mitgefühl mit Victor, denn sie hatte nur das Mobbing gesehen und nicht, warum Victor das tat. Er war sicher verletzt gewesen, denn er hatte aufs falsche Pferd (Lena) gesetzt. Lena hatte den Geschäftsführerposten, welcher seit zwei Jahren für sie vorgesehen gewesen war, abgelehnt.

Heilphase:
Durch Einsicht in die Gesetzmäßigkeiten konnte Lena erkennen, dass sie durch Rudi gar nicht auf das falsche Pferd gesetzt hatte, sondern er nur der Spiegel war. Sie konnte Rudi verzeihen, dass er einen anderen Weg eingeschlagen hatte, genauso wie Lena damals bei Victor. Damit konnte sich ihr Konflikt, "aufs falsche Pferd gesetzt zu haben", lösen, da nach dem Gesetz von Ursache und Wirkung die Situation einschließlich des Konflikts mit Rudi sowieso unvermeidbar gewesen war.

Sie konnte sich ebenfalls verzeihen, dass sie damals Täter gewesen war, als sie einen anderen Weg eingeschlagen hatte als den, den Victor erwartet hatte, denn Rudi hatte ihr gegenüber ja das Gleiche getan. Somit wurde ihr Konflikt gelöst, ihre Nebennierenrinde konnte heilen und sie bekam einen Kraftschub. Die extreme Müdigkeit verschwand.

•••••

Fallbeispiel Trigeminusneuralgie

Dieser Fall zeigt scheinbar einen anderen Zusammenhang zwischen dem Urteil und dem PVS. Hier zeige ich, wie man aus einer hängenden Heilung in die das SBS abschließende Heilung kommt. Das Urteil lasse ich nicht über den DHS-Täter formulieren, sondern über die Person, die die Heilungsphase starten lässt, wobei es aber nur zu einer hängenden Heilung kommt. Denn über diese Person (einerseits beglückender Ersatz für eine verstorbene Person) besteht noch das Urteil (Ablehnung: Du bist nicht so herzlich wie die Verstorbene), so dass diese Person auch der Auslöser der kurzen Phasen der Konfliktaktivität in der hängenden Heilung ist.

Persönliche Daten:	Marianne, 38 Jahre, Rechtshänderin
Symptome:	Trigeminusneuralgie - schmerzhafte Hyperästhesie des Trigeminusnervs
Organ:	Trigeminusnerv
Konfliktinhalt:	Trennungskonflikt - hängende Heilung, Abriss des Körperkontakts im Gesicht

Konflikterlebnis / DHS:

Marianne kam im Mai 2004 mit einer Trigeminusneuralgie rechtsseitig, welche sie bereits seit einem Jahr hatte. Laut der Tabelle von Dr. Hamer ist der dahinterstehende Konflikt eine körperliche Trennung, die im Gesicht empfunden wird. In der Konfliktaktivität gibt es eine Taubheit an der Gesichtshälfte, die nicht unbedingt bemerkt werden muss.

Die Trigeminusneuralgie ist bereits die Heilphase. Da die Patientin diese schon seit einem Jahr hatte, musste sie in hängender Heilung sein.

Am ersten Behandlungstag hatten wir in etwa folgendes Gespräch:

Marion Kohn: Wen haben Sie denn verloren, Marianne, den sie immer mit der rechten Wange gedrückt haben, bevor die Trigeminusneuralgie begann?

Marianne: (begann gleich zu weinen) Die Freundin meines Schwiegervaters, die liebe Margrit ist vor anderthalb Jahren gestorben. Das war ein großer Verlust.

Marion Kohn: Und was war dann vor einem Jahr? Hatte ihr Schwiegervater dann eine neue Freundin?

Marianne: Ja, das kommt hin. Sie heißt Helga.

Marion Kohn: Die Trigeminusneuralgie ist bereits die Heilphase, nur dauert sie zu lange. Sie hätte spätestens nach einem halben Jahr abgeschlossen sein müssen. Das heißt, Sie sind nicht ganz in Lösung und Heilung. Die neue Frau, Helga, konnte wohl Margrit nicht ersetzen. Akzeptieren Sie Helga nicht?

Marianne: Mein Schwiegervater war schon etwa einen Monat mit ihr zusammen, aber während dieser Zeit wollte ich nicht, dass sie zu uns nach Hause kommt. Aber im Mai vor einem Jahr ist er dann mit ihr zu uns gekommen. *Sie ist nicht liebevoll und nicht herzlich.* Kurz darauf bekam ich die Trigeminusneuralgie.

Marion Kohn: Das ist ihre Trigeminusneuralgie. Sie gehört zu einem Konflikt einer körperlichen Trennung, die im Gesicht empfunden wird. In der aktiven Phase gibt es eine Taubheit, ein Minus. Es ist ja auch so, Ihre Margrit haben Sie verloren, d. h. in Ihrem Leben gibt es tatsächlich ein Minus. In der Heilphase gibt es eine Auffüllung, das ist Helga. Sie kann nicht den Platz von Margrit einnehmen, aber sie könnte Ihr Minus - Margrit - (in ihrem Trigeminusnerv) wieder auffüllen, sie ersetzen.

Marianne: Nein, das kann sie nicht.

Was würde passieren, wenn wir hier aufhören?
Marianne würde wahrscheinlich schwer oder gar nicht in die Lösung und abschließende Heilung kommen.

Marion Kohn: Dann schauen wir mal, welches Geschenk die beiden Ihnen bringen, Margrit und Helga. Wir sehen nach, weshalb Sie einen Trennungskonflikt bei dem Tod von Margrit bekommen haben und warum Sie nicht vollständig in Heilung gehen.
Warum reagiert sie mit dem Trigeminusnerv und nicht mit einer anderen Art von Trennungskonflikt wie Neurodermitis oder mit Verlustkonflikt?

Marion Kohn: Wann haben Sie sich mal getrennt und es sich nicht verziehen? Wann und bei wem waren Sie nicht liebevoll und herzlich?

Marianne: (muss wieder weinen) Ich hatte mich mit meinem Vater zu Lebzeiten nicht verstanden. Und als er dann plötzlich verstorben war, habe ich mir nicht verziehen, dass ich ihm nicht noch sagen konnte, wie lieb ich ihn trotzdem hatte.

Marion Kohn: Was hatte er denn für eine Krankheit?

Marianne: Er hatte eine *Nerv*enerkrankung.

Marion Kohn: Ja, da ist der Zusammenhang zu Ihrer Nervenerkrankung zu sehen. Ihre liebe Margrit macht Ihnen das erste Geschenk, als sie stirbt. Mit ihrem Spiegel zeigt sie: Du, Marianne, hast eine Wunde. Du hast dir etwas nicht verziehen, du warst ungewollter Täter. Du warst Täter, als jemand gegangen ist, von dem du dich abgetrennt hattest, jemand mit einer Nervenkrankheit.

Und Ihre Helga macht Ihnen das zweite Geschenk. Sie spiegelt Ihnen, dass Sie nicht liebevoll und herzlich zu der Person waren, die eine Nervenkrankheit hatte: Du darfst dir das verzeihen, ich bin genauso und andere Menschen auch. Wenn Sie diese zwei Geschenke annehmen können, dann können Sie Helga mit anderen Augen sehen.

Wenn Sie jetzt liebevoll und herzlich auf Helga zugehen können, dann kann sie das Minus von Margrit auffüllen, und Ihr Trigeminus kann ganz heilen.

Heilphase:
Bereits am nächsten Tag war Marianne schmerzfrei.

Manchmal, wenn Marianne anfangs noch gegen Helga wetterte oder wenn sie sonst nicht so recht liebevoll und herzlich war, kam es vor, dass der Trigeminus mit dem Zaunpfahl winkte, d. h. ganz leicht schmerzte, aber nur selten und dann auch nur ganz leicht und kurz.

•••••

Fallbeispiel Schizophrenie mit Stimmenhören

Persönliche Daten:	Frank, 41 Jahre, Linkshänder
Symptome:	Schizophrenie mit Stimmenhören - erstmals vor zehn Jahren Die Stimmen sagen: "Wir hassen dich, bring dich doch um, du schaffst den Tag nicht, und schön wäre es, wenn du tot wärst."
Organ:	Ohren
Konfliktinhalt:	doppelter Hörkonflikt und weitere Konflikte (z. B. Revierkonflikt)

Konflikterlebnis / DHS:

Bis vor 13 Jahren war das Leben von Frank relativ normal. Er war Student und hatte eine Freundin, die in einer anderen Stadt wohnte. Gelegentlich half er ihr bei der Arbeit. Eines Tages rief er sie an und sagte zu ihr, er wolle sie besuchen. Doch sie lehnte seinen Besuch völlig unerwartet ab. Außerdem erwähnte sie, dass sie nicht wüsste, was mit ihr los sei. Er fuhr trotzdem hin. Darüber war sie sehr wütend, so dass sie ihm mit purem Hass im Gesicht begegnete. Nach Wochen stellte sich heraus, dass sie einen anderen Mann hatte.

Durch die Aufeinanderfolge der Konflikte kam er in eine schizophrene Konstellation, so dass er aus dem Fenster sprang. Es folgte eine Einweisung in eine psychiatrische Klinik, in der er sich weitere Konflikte zuzog. Er wurde arbeitsunfähig und lebt seither von Sozialhilfe.

Drei Jahre später hatte er Konflikte mit seiner Mutter. Sie setzte sich über ihn hinweg, hinterging ihn und ließ ihn wieder in die psychiatrische Klinik einliefern. Dort bekam er Psychopharmaka, und es kam zum Stimmenhören.

DHS-Urteil:

Du, Freundin, hast mich verraten und nichts gesagt.

Therapie:

Wir arbeiteten etwa eine Stunde mit der Klopftechnik (Klopfakupressur an Meridianpunkten zur Auflösung von Gefühlen und Glaubenssätzen), um den unglaublichen Hass auf die Freundin aufzulösen. Er ließ sich nicht auflösen, sondern nur lindern.

Ich erklärte ihm, dass die Stimmen oder Besetzungen, wie er sie nannte, in ihm nicht böse sind, sondern ihn nur darauf hinweisen wollen, welches Ereignis, das mit Hass zu tun hat, er noch nicht verarbeitet hat. Die Stimmen seien nur Helfer. Dann erklärte ich ihm, dass auch seine ehemalige Freundin für ihn nicht nur Schmerz bedeuten muss, sondern dass er sie auch als gute Helferin sehen kann.

Ich fragte ihn, bei wem, wann und warum er einmal so gewesen war, dass er jemanden verraten hatte, nichts gesagt hatte und es mit Hass zu tun hatte.

Ungewollter Täter, was nicht verziehen wurde (PVS):

Frank wusste sofort die Antwort. Er sagte, es sei etwas Furchtbares. Als er noch ein Jugendlicher war, hätte er im Wald zusammen mit seinem Freund zwei kleinere Kinder gewürgt. Ich fragte ihn, was das mit Verrat zu tun hätte, ich sah den Zusammenhang nicht. (Aber es geht eben nicht nach meinem, sondern nach dem Empfinden des Patienten, und der findet fast immer sehr schnell das entscheidende Ereignis, weil es etwas ist, was ihn durch seine Schuldgefühle oft über eine lange Zeit begleitet hat.) Er sagte, dass es für ihn ein Verrat an der Menschheit gewesen war und dass er damals seine Ethik verloren habe. Und was hatte das nun noch mit "nichts sagen zu tun"? Als er wegen des Vorfalls vom Schulleiter eine Standpauke erhielt und befragt wurde, sagte er nichts. Er schwieg sich aus.

PVS-Urteil:

Ich, Frank, habe jemanden (die Menschheit) verraten und nichts gesagt.

Konfliktlösung:

Frank hatte sofort den Zusammenhang erkannt. Im gleichen Moment war der Hass, die Verachtung und die Abscheu gegen seine ehemalige Freundin aufgelöst, und er konnte ihr vollständig vergeben. Den eigentlichen Hass, die Verachtung und den Abscheu empfand er nämlich gegen sich selbst. Die Freundin musste ihm das nur zeigen.

Frank konnte jetzt auch nachempfinden, durch welche Hölle diese zwei Kinder damals gegangen waren, weil es ihm durch seine Freundin ähnlich ergangen war. Er konnte sich geistig bei den Kindern "ent-Schuld-igen".

Jetzt mussten wir noch zusehen, dass er sich selbst vergibt. Nachdem er sich in der Sitzung selbst vergeben hatte, die Stimmen oder Besetzungen und seine ehemalige Freundin als "geistige oder göttliche Helfer" sehen konnte, sagte er, dass er sich so sehr entspannt fühle wie seit 13 Jahren nicht mehr. Ich fragte ihn, wie das jetzt mit den Stimmen sei und was sie gerade tun würden. Sie sagten ihm, dass er nicht mehr böse sei und er jetzt ein ganz normales Leben führen könne.

Aber es ging nicht ganz so schnell. Die Stimmen wurden wieder etwas ungemütlicher und zeigten ihm, was er bearbeiten sollte. Er kam eine Woche später zu mir und berichtete von dem nächsten schweren Erlebnis, und wir suchten das entsprechende PVS. Nach der vierten Sitzung waren die Stimmen nur noch freundlich und ermahnten ihn, immer seine Hausaufgaben zu machen, z. B. die positive Affirmation "Ich wähle, mich zu lieben".

Am Anfang haben wir meistens eine Stunde gebraucht, um den Hass auf eine Person aufzulösen. Doch nach der vierten Sitzung ging es ganz schnell. Er hatte noch Hass auf einen Bewohner in seinem Haus. Der Vorwurf lautete: "Du, Theodor, willst dich mit mir mit den Augen duellieren und lässt mich unsicher werden." Frank wusste sofort, wann er so gewesen war. Er sagte, es hätte vor neun Jahren begonnen, und er hätte das etwa vier Jahre lang so gehandhabt. Damals fühlte er sich, als hätte er eine schwarze Macht in sich. Er hatte es genossen, sich mit allen Menschen auf der Straße mit den Augen zu duellieren. Nachdem er all das berichtet hatte und verstand, konnte er Theodor verzeihen.

Die Stimmen sagten nun immer: “Der Tag ist noch lang, was willst du tun?”

Interessanterweise hatte sich Frank vier Wochen zuvor das erste Mal seit etwa elf Jahren überlegt, ob er weiterstudieren möchte. Vorher war das undenkbar gewesen, weil er zwischen Selbstmordversuchen und Psychiatrie pendelte. Langsam ging er nun wieder unter die Menschen, ging ins Café und fand zurück in den Alltag. Er empfand sich nicht mehr als schwarz und böse, sondern der Liebe und dem Licht zugewandt.

Er erkannte durch die Stimmen, dass es Zeit war, wieder sinnvolle Dinge zu tun, etwas zu lernen oder weiterzustudieren. Ich bin gespannt, wie es weitergeht. Die Therapie ist noch nicht zu Ende.

•••••

Fallbeispiel Kinderlosigkeit

Persönliche Daten:	Laura, 24 Jahre, Rechtshänderin
Symptome:	Kinderlosigkeit, Regel erst mit 15 Jahren, gestörtes Verhältnis zum Vater
Organ:	Koronar-Venen, Gebärmutterhals- und -mundschleimhaut
Konfliktinhalt:	sexueller Konflikt

Konflikterlebnis / DHS:

Als Laura zwölf Jahre alt war, saß sie bei einer Geburtstagsfeier bei einem Gesellschaftsspiel aus Platzmangel auf dem Schoß eines jungen Mannes, etwa 27 Jahre alt. Als er zu ihr sagte: “Möchtest du dir zehn Mark verdienen?”, bekam sie einen Schreck. Als ihr Stiefbruder, der die Frage mitgehört hatte, fragte, ob er sich nicht die zehn Mark verdienen könne und der junge Mann sagte, dass das nicht gehen würde, schloss Laura daraus, dass es etwas Verbotenes, etwas Sexuelles sein musste, das sie für die zehn Mark tun sollte.

DHS-Urteil:
Du, Mann, willst etwas Verbotenes von mir.

Ungewollter Täter, was nicht verziehen wurde (PVS):
Bei wem wollte Laura zuvor etwas Verbotenes? Laura hatte sich, als sie zehn Jahre alt war, in ihren neuen Stiefbruder verliebt. Es war etwas Verbotenes, weil er ihr Bruder (Stiefbruder) war. Die Familienangehörigen sprachen von Inzest. Laura fühlte sich schuldig.

PVS-Urteil:
Ich, Laura, wollte etwas Verbotenes von ihm.

TE/Konflikterlebnis:
Bei wem gab Laura vor dem PVS ein Urteil über jemanden ab, welches lautete: "Du willst etwas Verbotenes von mir"? Als Laura etwa zwei Jahre alt war, saß sie bei dem Vater auf dem Schoß in der Badewanne. Als die Mutter ins Badezimmer kam, sah sie, dass ihr Mann mit erigiertem Glied in der Badewanne saß. Empört riss sie Laura aus dem Wasser und verurteilte ihren Mann, er würde etwas Verbotenes von seiner Tochter wollen, nämlich Inzest. Dies scheint sich die Zweijährige eingeprägt zu haben, ohne sich darüber bewusst zu sein. Es entstand in ihr das Gefühl, dass Körperkontakt zum Vater befremdlich ist. Als sie vor drei Jahren ihren Vater fragte, warum er immer so distanziert war, erzählte er ihr diese besagte Situation. Er versicherte ihr, dass er keine erotischen Gefühle ihr gegenüber hatte.

TE-Urteil:
Du, Vater, willst etwas Verbotenes von mir.

Als Zweijährige hat Laura mitbekommen, dass irgendetwas in der Badewanne nicht stimmte. “Inzest”. Über das Urteil, das die Mutter über den Vater fällte, kam sie in den Missklang: “Du, Vater, willst etwas Verbotenes - ich nicht” (TE).

Das gab ihr die Plattform, so zu werden wie der Vater. Sie verliebte sich mit zehn Jahren in ihren Bruder (Stiefbruder). Damit hatte sie Schuldgefühle, es ist Inzest.

Sie tat etwas Verbotenes (PVS).

Ihr PVS gab ihr die Plattform für das DHS. Zwei Jahre später auf dem Schoß des jungen Mannes, der ihr anbot, sich zehn Mark zu verdienen für etwas Sexuelles - “Du, Mann, willst etwas Verbotenes von mir” -, das ist ihr DHS. Dieser junge Mann zeigte ihr mit diesem Konfliktschock den Spiegel, damit sie die Chance hatte zu verstehen, von welchem TE-Urteil und PVS-Urteil sie loslassen sollte: das TE-Urteil über ihren Vater, auf dessen Schoß sie damals in der Badewanne gesessen hatte, und das PVS-Urteil über sich selbst mit der “verbotenen” Liebe zu ihrem Stiefbruder.

Konfliktlösung:

Laura konnte die Zusammenhänge erkennen und ihrem Vater, ihrer Mutter, dem jungen Mann und sich selbst verzeihen. Das Verhältnis zu allen beteiligten Personen entspannte sich.

• • • • •

Fallbeispiel Plasmozytom / Knochenkrebs

Persönliche Daten:	Clara, 55 Jahre, Linkshänderin
Symptome:	pathologischer (d. h. infolge Knochenkrebs) Oberarmbruch links, Schmerzen in Schulter, Oberarm und Brustkorb, Schlafstörungen

Organ: Knochen
Konfliktinhalt: allgemein menschlicher Selbstwerteinbruch

Konflikterlebnis / DHS:
Das schlimmste Ereignis in Claras Leben geschah an dem Tag, als ihre treue Lebensberaterin, die mit Engeln arbeitete und sie seit zehn Jahren betreute, unerwartet am Telefon sagte, dass die Engel sagten, dass sie - die Lebensberaterin - nicht mehr für Clara zuständig sei und nichts mehr für sie tun dürfe. Und sie solle sie nie mehr anrufen. Das traf Clara bis ins (Knochen-) Mark. Sie fühlte sich nicht nur von der Lebensberaterin, sondern auch von den Engeln und von Gott weggestoßen. Sie fühlte sich wie Dreck: Gott wollte sie nicht mehr.

DHS-Urteil:
Du, Lebensberaterin, zeigst mir, dass ich keinen Wert mehr für dich habe - in Verbindung mit Gott.

Ungewollter Täter, was nicht verziehen wurde / PVS:
Bei wem, wann und warum hat Clara jemandem gezeigt, dass er keinen Wert mehr für sie hat - und dies in Verbindung mit Gott?

Vor etwa zehn Jahren wollte ihr Mann wissen, ob sie denn inzwischen Gott mehr liebe als ihn, weil sie sich nur noch mit spirituellen Dingen beschäftigte. Um ihm wehzutun, sagte sie: "Ja, ich liebe Gott mehr als dich". Da rastete ihr Mann aus und *schlug* sie. Das ist der Grund, warum bei dem dem DHS folgenden SBS Claras Arm (Bezug zum schlagenden Arm des Mannes) betroffen war. Sie hatte Angst um ihr Leben. Beide haben danach nie wieder miteinander über den Zwischenfall gesprochen.

PVS-Urteil:

Ich, Clara, zeigte meinem Mann, dass er keinen Wert mehr für mich hatte - in Verbindung mit Gott. Gott war mir mehr wert.

Es ist offensichtlich, dass Clara deshalb im Oberarm/Schulter/Brustkorb mit Knochenkrebs reagierte, als die Lebensberaterin ihr eine Abfuhr erteilte, weil sie erkennen durfte, dass sie ihrem eigenen Mann auch solch eine Abfuhr erteilt hatte. Durch ihren Arm wird sie auf das entscheidende Ereignis aufmerksam gemacht: dass sie damals ihrem Mann sagte, sie liebe Gott mehr als ihn, und er sie dann geschlagen hatte. Beide haben sich dies nie vergeben.

Als ihr Mann ein Bronchial-Ca (Lösungsphase des SBS mit Inhalt Revierangstkonflikt) bekam und Clara sich mit alternativen Heilmethoden bemühte, dass er wieder fit wurde, ging es ihm sehr gut. Doch dann musste er zu einer Nachsorge in die Klinik, und man sagte ihm, dass der "Tumor" größer geworden sei und dass er hätte überleben können, wenn er gleich eine Chemotherapie bekommen hätte. Laut Tabelle von Dr. Hamer wird der "Tumor", der nur eine Heilschwellung ist, für eine gewisse Zeit größer. Bis zum Nachsorgetermin in der Klinik ging es ihrem Mann sehr gut. Die Diagnose passte nicht mit dem Zustand zusammen.

Clara bekam ihren Mann als "Wrack" zurück. Von da an hatte er nur noch Todesangst (neuer Konflikt) und verstarb in kürzester Zeit.

Im Nachhinein in der Therapie bei mir erkannte Clara durch die biologischen und geistigen Gesetze, dass ihr Mann den Konfliktschock (Revierangst) durch den Satz bekommen hatte, dass sie Gott mehr liebe als ihn. Als ihr Mann sich auch mehr Gott zuwandte, löste er seinen Revierangstkonflikt und bekam ein Bronchial-Ca (Lösungsphase!).

Aktive Phase:

Zellminus (Osteolysen) im Knochen (Schulter, Oberarm und Brustkorb ...)

Konfliktlösung:

Zwei Jahre nach dem DHS kam Clara an eine neue Lebensberaterin, die mit Gott und den Engeln arbeitete. Diese riet ihr unter anderem, einen Job anzunehmen, was Clara auch tat. Damit verdiente sie ihr eigenes Geld. Nach zwei Monaten war klar, dass die neue Lebensberaterin an die Stelle der alten rücken konnte, weil sie genauso kompetent war wie die alte. Sie konnte sie ersetzen. Die Engel und Gott gaben ihr wieder Informationen, und damit hatte sie wieder einen Wert für die Lebensberaterin, Gott und die Engel. Damit löste sie ihren Konflikt.

Schmerzen in Schulter und Oberarm begannen. Kurze Zeit später kam es zu einem pathologischen Bruch.

Kurz darauf kam die Patientin zu mir, sie konnte ihre Konflikte im Zusammenhang mit ihrer Erkrankung genau erkennen. Außerdem erkannte sie, dass sie seit dem Kontakt mit der neuen Lebensberaterin in Lösung ihres Konfliktes war.

Mit Hilfe der Klopftechnik konnten wir ihre Schuldgefühle gegenüber ihrem Mann auflösen. Außerdem konnte sie der alten Lebensberaterin verzeihen, dass sie sie in ihrem Selbstwertgefühl verletzt hatte. Genauso hatte es Clara ja mit ihrem Mann getan. Sie hatte verstanden, dass die Lebensberaterin nur ein guter Helfer gewesen war, damit sie erkennen konnte, bei wem sie sich im Ton vergriffen hatte. Sie hatte ihren Mann verletzt und konnte sich das jetzt verzeihen. Sie bekam warme Hände, einen unglaublichen Appetit und Hunger, gefolgt von starker Müdigkeit.

Heilphase:

Anfangs Schmerzen für etwa ein halbes Jahr in Schulter und Oberarm (dort Bruch). Als diese verschwunden waren, kamen die Schmerzen in Brustkorb sowie eine Hypercalcämie.

Aufgrund von anderen Konflikten in ihrem Umfeld in Verbindung mit ihrer Erkrankung überlebte sie leider nicht, sondern verstarb im Krankenhaus unter Morphium. Clara hatte immer wieder gesagt, sie wolle in ein Krankenhaus gehen, in dem nach den Erkenntnissen von Dr. Hamer behandelt wird, nur leider ist dies bisher nicht möglich. Sie verzweifelte förmlich daran, weil man in dem schulmedizinischen Krankenhaus offensichtlich nicht verstand, was sie wollte, wie ihre Behandlung aussehen sollte.

Claras "Nebenkonflikt":

Bevor Clara zu der alten Lebensberaterin kam, teilte sie die Menschen nicht in "positiv" und "negativ" ein. Doch diese Lebensberaterin teilte alle Menschen in Gruppen ein, je nachdem wie weit sie entwickelt sind, und diese Haltung nahm Clara durch den intensiven Kontakt auch an. Es kam zu folgender Begebenheit: Bei Clara zog eine Familie mit Kindern ins Stockwerk über ihr ein. Die Frau kleidete sich fast nur in Schwarz, und die beiden verstanden sich nicht. Clara, die öfter "spirituelle Eingaben" bekam, vermutete, dass die Frau satanistisch arbeite, dass sie einen Bankeinbruch planen und dass sie Kindesmissbrauch betreiben würde. Ob dies stimme, fragte sie die alte Lebensberaterin. Diese bestätigte das, und so landete die Familie in der "Negativ-Schublade". Clara schrieb der Familie einen bösen Brief mit dem Inhalt: Wenn die Familie nicht ausziehen würde, dann würden sie selbst ausziehen.

Kurz darauf hatte die alte Lebensberaterin sie weggestoßen. Ein Jahr später handelte sich Clara durch mehrere Rückführungen schwerste

Besetzungen ein. Diese quälten sie, indem sie ihr hauptsächlich schlimme Dinge sagten, z. B. sie solle mit ihrem Sohn schlafen (was sie nie getan hätte). Sie schüttelten sie und drehten sie innerlich und sagten immer wieder "positiv und negativ, positiv und negativ ..." und vieles mehr. Clara sagte, es war die Hölle. So wurde ihr damals schon bewusst, dass es nicht in Ordnung war, die Menschen in "positiv" und "negativ" einzuteilen.

Clara erkannte jetzt, dass die Besetzungen gute Helfer waren, um ihr zu zeigen, wie sie zu der Familie in der Wohnung über ihr stand. So wie sie ihnen Kindesmissbrauch vorwarf, so wollten die Besetzungen es auch von ihr sehen. Gleiches mit Gleichem! Sie dachte bisher, dieses Geschehen hätte etwas mit früheren Leben zu tun, in denen sie eine derartige Täterin gewesen war. Sie ahnte nicht, dass die Besetzungen ihr das Verhalten aus diesem Leben spiegelten. Clara erkannte jetzt, dass die Besetzungen ihr in bedingungsloser Liebe zeigten (zwar äußerst unangenehm), welches Verhalten von ihr nicht in Ordnung war.

Clara hatte auch erkannt, dass sie zwar jemanden um Hilfe bitten darf, aber sich nicht wieder so abhängig machen sollte wie bei der alten Lebensberaterin.

Die durchgestandenen Konflikte mit ihrem Mann, der alten Lebensberaterin, der Familie über ihr und den Besetzungen ließen Clara jetzt mit viel Respekt auf die Menschen zugehen. Sie konnte allen verzeihen, was ihr zuletzt noch einen wunderbaren Frieden bescherte.

• • • • •

Fallbeispiel Waschzwang

Persönliche Daten: Anna, 30 Jahre, Rechtshänderin
Symptome: Waschzwang

Vorgeschichte:

Anna hatte, als sie zu mir kam, seit etwa drei Jahren einen heftigen Waschzwang. Sie berichtete, dass sie schon lange in einem Krankenhaus arbeitete. Zuerst hatte sie die Patienten immer ohne Handschuhe angefasst, doch eines Tages sagte eine Kollegin, sie solle doch bitte Handschuhe tragen wegen eventueller Infektionsgefahren. Seitdem hatte Anna Angst, sich anzustecken. Diese Angst steigerte sich, nachdem sie bei heftigen Notfällen, bei denen es um Leben und Tod ging, zugegen war. Einmal verlor ein Patient, mit dem sie in Kontakt kam, viel Blut. Anna dachte, ihr Waschzwang hat mit diesem und ähnlichen Ereignissen, bei denen Blut eine wichtige Rolle spielte, und der gesteigerten Angst vor Ansteckung zu tun. Aber dem konnte nicht so sein, denn kurz nach diesen Ereignissen hatte sie noch keinen Waschzwang. Und außerdem ekelte und ängstigte sich Anna am meisten vor anderen Körperflüssigkeiten, wie z. B. Schweiß und Speichel.

Zu einem Waschzwang gehört eine Kombination von Konflikten. Den ersten Konflikt (TE als DHS) zu diesem Thema hatte sie wahrscheinlich dadurch bekommen, dass ihr Vater sie als Kind absichtlich angespuckt hatte.

Konflikterlebnis / DHS:

Bei einer Betriebsfeier hatte ihr schwuler Freund und Kollege sie plötzlich an sich herangezogen und geküsst. Das traf sie unerwartet, dramatisch und isoliert. Damit hätte sie niemals gerechnet.

DHS-Urteil:
Du, Kollege, hast meine Privatsphäre verletzt.

Bei wem, wann und warum hatte Anna bei jemand anderem die Privatsphäre verletzt?

Da Anna sich medizinisch auskannte, hatte sie ihre Familie vor neun Jahren gebeten, die Entscheidung zu bestätigen, ihren Vater nicht an lebenserhaltenden Apparaten anschließen zu lassen. Er hatte ein Bronchialkarzinom mit Lungenödem im Endstadium. Ihre Zustimmung hatte sie über Jahre hinweg in große Schuldgefühle gestürzt und damit eine Plattform für das DHS geschaffen. Kurz bevor auf der Betriebsfeier ihr schwuler Freund sie geküsst hatte, hatte Anna sich mit einer Kollegin über ihren Vater unterhalten.

Ungewollter Täter, was nicht verziehen wurde (PVS):

PVS-Urteil:
Ich Anna, habe die Privatsphäre meines Vater verletzt,
indem ich über ihn hinweg entschieden habe, dass er nicht an lebenserhaltenden Apparaten angeschlossen bleibt, sondern dass eine Ruhigstellung mit Morphium gemacht wird, damit er nicht so viel leidet, weil das Lungenödem bereits sehr weit fortgeschritten war.

Traumatisches Ereignis (TE):
Als Kind wurde Anna von ihrem Vater absichtlich angespuckt. In dieser Situation und danach hatte sie sich furchtbar geekelt.

TE-Urteil:
Du, Vater, hast meine Privatsphäre verletzt,
als du mich angespuckt hast.

Therapie:

Anna führte das Verzeihensritual durch. Vor allem verzieh sie sich selbst, dass sie Sterbehilfe geleistet hatte, indem sie mit entschieden hatte, dass ihr Vater nicht mehr an den lebenserhaltenden Apparaten angeschlossen blieb.

Heilphase:

Innerhalb von wenigen Tagen war der Waschzwang von 100 Prozent auf 0 Prozent gesunken.

Annas "Nebenkonflikte":

Anna machte sich manchmal noch Sorgen, ob sie sich nicht doch anstecken könnte. Dies hat mit einer anderen Konfliktkonstellation zu tun, geht aber auf das gleiche Schuldgefühl gegenüber dem Vater zurück. Anna wollte damals die Entscheidung, ob die Apparate bei ihrem Vater abgestellt werden, nicht treffen. Sie hatte die Verantwortung in der Familie tragen sollen, obwohl sie es nicht wollte.

Diese Rolle hatte Anna allerdings nicht nur in diesem Moment in ihrem Leben innegehabt. Anna kommt ständig in die Lage, Verantwortung für jemand anderen zu übernehmen (Zwangslage), was nicht ihre Aufgabe oder Rolle ist. Das hatte sie jetzt verstanden. Anna hatte danach zwei Monate sehr darauf geachtet, was jemand anderes gerade von ihr will - und was sie nicht will. Sie hatte gelernt, Nein zu sagen. Und das ist sehr wichtig jenseits der anderen Konflikte. Denn wenn sich Anna nicht mehr zwangseinstellen lässt, z. B. von der Familie, kann sie von ihrem alten PVS-Urteil her auch kein zugeordnetes DHS bekommen. Somit entgeht sie der Gefahr, wieder einen Waschzwang zu bekommen.

•••••

Fallbeispiel Allergie

Karin kam in meine Praxis mit einer extremen Allergie gegen Pollen. Nase, Hals und Augen waren betroffen, wenn sie aus dem Haus ging. Aber auch im Haus war es nicht wesentlich besser.

Karin konnte sich gut erinnern, wann die Allergie begonnen hatte. Oft ist das Ereignis genau ein Jahr vor Ausbruch der Allergie, und so war es auch in diesem Fall. Das Ereignis lag im Frühjahr vor zehn Jahren, als ihr Mann sie gezwungen hatte, eine Bürgschaft für sein Fitnesscenter zu unterschreiben. Karin wollte dies nicht, tat es dann aber doch. Gleich nach der Unterzeichnung rannte sie an die frische Luft. Und nun war sie auf alle Pollen, die sie in diesem Moment wahrgenommen hatte, allergisch, was erst ein Jahr später zu merken war. Kurze Zeit später trennte sie sich von ihrem Mann, was sehr emotional ablief. Sie sagte ihm, und das war in ihrem letzten Urlaub mit ihm an der Ostsee, dass sie sich von ihm trennen werde. Dabei liefen sie am Schilf vorbei.

Als sie zu mir kam, hatte sie sich schon neun Jahre mit der Allergie herumgequält.

Wir lösten eine Stunde lang gemeinsam ihre gesamten Emotionen zu diesem Ereignis auf. Besonders ihre Wut auf ihren Exmann und ihre Schuldgefühle, dass sie ihn verlassen hatte. Innerhalb dieser Stunde verschwanden die Symptome vollständig.

14 Tage später, als sie mit ihrem Freund an der Ostsee war, kamen die Beschwerden plötzlich wieder, aber nur dort. Wir machten eine neue Sitzung, in der ich sie fragte, wo genau an der Ostsee sie gewesen sei und was sie daran an ihren Mann erinnere. Ihr wurde bewusst, dass sie damals dort ihrem Mann gesagt hatte, dass sie ihre Ehe beenden möchte. Sie brauchte nun nur noch ihre letzten Schuldgefühle

aufzulösen, und sie war dauerhaft von ihrer Pollenallergie befreit, wo auch immer sie sich aufhielt.

Ich erlebe in meiner Praxis tagtäglich Menschen mit Erkrankungen, die nicht so einfach therapierbar sind wie bei Karin. Diese Menschen werden sowohl vom Schulmediziner als auch vom Heilpraktiker aufgegeben. Die Erkenntnisse von Dr. Hamer, die fünf Biologischen Naturgesetze, sind für mich eine absolute Grundlage, um zu verstehen, warum der Mensch krank geworden ist, und ich möchte diese Erkenntnisse gern ergänzen. Die biologische Lösung darf einfach von den Menschen noch besser verstanden werden. Es dauert Jahre, bis man ein entsprechendes Gefühl entwickelt hat, so zu therapieren. Leider lassen sich viele Konflikte nicht einfach biologisch lösen. Das ist sicher auch Dr. Hamer bekannt.

Manchmal kann man schon daran verzweifeln, wenn der Konflikt sich einfach nicht lösen lässt, weil überall Schienen lauern. Ich glaube, dass es nicht Sinn der Sache ist, alle Schienen zu vermeiden. Das ist auch nicht so einfach. Bei Karin hätte es bedeutet, dass sie nicht mehr zur Ostsee fahren kann oder an andere Orte, wo man Schilf findet. Die Bewusstmachung, dass sie dort ihre Ehe beendet hatte, hätte nicht ausgereicht zu verhindern, dass ihre Symptome nicht auftreten. Dazu war noch ein Stück Arbeit nötig. Sie musste noch ein paar Urteile über ihren Exmann und sich selbst aufgeben.

Oft kommen Menschen zu mir, denen immer wieder Dinge vom gleichen Inhalt widerfahren. Sie verzweifeln regelrecht daran. Auch Karin kam noch einmal wieder, weil sie ein Jahr später wieder Allergiesymptome bekam, nachdem sie bei ihrem Freund fluchtartig ausgezogen war. Das war nun das gleiche Thema wie damals mit dem Ehemann. Diese Symptome waren aber anderer Art als die oben genannten, weil sie in einem anderen Monat und an einem anderen Ort auftraten. Sie bekam die Symptome dieses Mal hauptsächlich in ihrer Wohnung, denn: Es ging ja bei dem Streit auch um die Wohnung. Auch dieses Problem haben wir therapeutisch gelöst.

Aber bald kam Karin wieder mit einer anderen Allergie zu mir. Darüber möchte ich nicht mehr schreiben, weil die Behandlung noch läuft. Sagen kann man allerdings, dass Karin den Zusammenhang zwischen ihrer Allergie und ihrem Verhaltensmuster noch nicht ganz verstanden hat. Sie rannte scheinbar nicht nur vor ihrem Freund weg, sondern auch in ihr Muster. Es war das Muster, dass sie immer alles für die Männer tat, bis sie nicht mehr konnte und auszog oder wegrannte. Das hing mit ihrer ersten Liebe zusammen, bei der sie nicht alles getan hatte, was er wollte, und er sie dann verlassen hatte. Von da an hatte sie das Muster, alles für die Männer zu tun, damit sie nicht mehr verlassen wird. Sie wollte ihren Schmerz über den Verlust dieses ersten Freundes nicht mehr spüren. Deshalb verließ sie ab sofort immer wieder die Männer, bevor diese sie verlassen konnten. Wir werden wohl an diesem Muster arbeiten müssen.

• • • • •

Fallbeispiel »Schießbudenfigur«

Wie in der Einleitung bereits berichtet, war dieses Fallbeispiel für mich ein einschneidendes Ereignis. Mir wurde bewusst, dass die geistigen Gesetze sehr viel Beachtung verdienen.

Johanna wünschte sich, sich selbst mehr würdigen zu können. Vor allem wollte sie verstehen, warum sie ein Gefühl begleitete, andere könnten sie missachten.

Während verschiedener Übungen stießen wir auf ein Ereignis aus Johannas Schulzeit zwischen dem 6. und 8. Schuljahr. Ihre Mathematiklehrerin bezeichnete sie häufig als "Schießbudenfigur", und Johanna fühlte sich tief verletzt. Diese Verletzung empfand sie noch bis zu meinem Seminar, obwohl sie inzwischen Ende siebzig war. Johanna meinte von sich sagen zu können, ein ganz normales Mädchen gewesen zu sein, das ohne Grund von ihrer Lehrerin "Schießbudenfigur" genannt wurde. Warum passiert so etwas?

Da ich die geistigen Gesetze kenne, fragte ich sie, was gefragt werden musste. Es war nur EINE Frage, aber die richtige: "Kannst du dich an ein Ereignis in deinem Leben erinnern, das mit ‚Schießen' in Verbindung stehen könnte - auf wen hast du geschossen?" Eine Frage, die Johanna in ihrer Situation ernst nahm. Da tauchten plötzlich Gedanken und Bilder auf, die schon lange "vergessen" oder "verdrängt" in ihr waren.

Nicht nur ich fiel fast vom Stuhl, sondern auch die anderen im Seminar und selbstverständlich Johanna selbst, als sie berichtete: Johanna hatte einen acht Jahre älteren Bruder. Für ihn und seine Freunde leistete sie "Dienste", die sie gern und ohne Widerspruch verrichtete, bis sie eines Tages dem sechsjährigen Mädchen Johanna großen Schmerz zufügten. Sie rissen ihr die wackelnden Milchzähne heraus. Johannas Enttäuschung war groß. Bei passender Gelegenheit nahm Johanna das Luftgewehr, mit dem die Jungen gelegentlich schossen, und fragte einen der Jungen, ob er denn seine Hand auf den Lauf legen würde. Er tat es! Dann drückte Johanna ab und schoss ihm in die Hand.

Hiermit hatte Johanna sich ihre Plattform (ihr PVS) erschaffen, und in bedingungsloser Liebe zeigte die Lehrerin sechs Jahre später mit ihrem gemeinen Wort "Schießbudenfigur", was sich Johanna nicht verziehen hatte bzw. bei wem sie sich "Schuld" aufgeladen hatte. Jetzt konnte Johanna in Meditation dieser Lehrerin verzeihen und danken. Den Jungen, dem sie in die Hand geschossen hatte, bat sie ebenfalls in Meditation um Vergebung, und sie verzieh sich selbst. Ihr Gefühl, dass andere sie missachten könnten, löste sich auf.

•••••

Fallbeispiel Lungenkrebs

Persönliche Daten:	Lisa, 52 Jahre, Rechtshänderin
Symptome:	Lungenrundherd, ständige Angst vor dem Tod, starke Schlafstörungen
Organ:	Lunge
Konfliktinhalt:	Todesangst um eine andere Person, später auch um sich selbst

Konflikterlebnis / DHS:
Vor einem Jahr hatte Lisas Vater die Diagnose Hautkrebs bekommen. Das war für Lisa ein Schock. Sie bekam Todesangst um ihren Vater. Ein halbes Jahr später starb er.

DHS-Urteil:
Du, Vater, versetzt mich in Todesangst.

Nachdem sie sich mit dem Tod des Vaters auseinandergesetzt und sich um seine Sachen gekümmert hatte, bekam sie Fieber, Husten und war sechs Wochen müde und fühlte sich krank (Heilungsphase). Laut der Tabelle von Dr. Hamer ist bekannt, dass die Heilphase vom Lungenrundherd die Tuberkulose ist. Schulmedizinisch diagnostizierte man bei ihr eine Lungenentzündung. Als sie drei Monate später noch einmal stärkeren Husten bekam, ging sie zum Arzt und bat um eine Röntgenuntersuchung, durch die ein Lungenrundherd diagnostiziert wurde.

Ungewollte Täterschaft, was nicht verziehen wurde bzw. wo das Mitgefühl fehlte (PVS).

Bei wem, wann und warum war Lisa so, dass jemand anderes ihr gegenüber Todesangst hatte? Lisa hatte vor Jahren zwei Abtreibungen. Eine von diesen Abtreibungen belastete sie sehr. Lisa ist eine sehr gläubige Frau, streng katholisch erzogen. Sie hatte zu Mutter Maria um ein Kind gebetet und wurde schwanger. Während der Schwangerschaft hatte sie jedoch solch einen heftigen Streit mit ihrem Freund, dass sich Lisa während dieser Nacht plötzlich gegen das Kind entschied. Sie hatte es abtreiben lassen, töten lassen – wie sie es selbst ausdrückte.

PVS-Urteil:
Ich, Lisa, habe dich, Kind, in Todesangst versetzt.

Konfliktlösung:
Die Konfliktlösung geschah bereits unmittelbar nach dem Tod des Vaters, als Lisa sich mit dem Tod auseinandergesetzt hatte und die verbliebenen Sachen des Vaters entsorgte. Der Vater war tot, und damit war die Todesangst "gegenstandslos" geworden. Schuldgefühle gegenüber dem Vater und anderen und Vorwürfe gegen ihre Mutter ließen sie aber immer wieder konfliktaktiv werden.

Heilphase:
Lisa hatte nach dem Tod des Vaters (damals ohne Wissen der Gesetzmäßigkeiten) ganz intuitiv den Gedanken gehabt, sie müsse wegen der Abtreibungen unbedingt einmal zur Beichte gehen. Sie hatte es allerdings noch nicht getan, als sie meine Patientin wurde. Lisa war überrascht zu erkennen, welchen Zusammenhang diese beiden Ereignisse (Tod des Vaters und die Abtreibungen) haben.

Mit der eigenen Vergebung wegen der Abtreibungen tat sich Lisa sehr schwer. Mit meiner Hilfe löste Lisa ihre belastenden Emotionen wegen des Todes des Vaters und ihrer Urteile gegen die Mutter, die sich Lisas Meinung nach nicht ausreichend um den Vater gekümmert hatte, und der eigenen Abtreibungen.

Nach zwei Monaten Therapie konnte sie wieder durchschlafen, und noch einen Monat später war auf dem Lungen-CT kein Anhalt mehr für einen Lungenrundherd.

Nach etwa einem Jahr kam Lisa wieder in meine Praxis, weil sie heftige Probleme mit ihrer Schwester hatte. Lisa machte unter meiner Anleitung schrittweise das Verzeihensritual, dass ich in der Zwischenzeit entwickelt hatte.

Durch das "bösartige" Verhalten ihrer Schwester kamen wir wieder auf das Ereignis, dass Lisa das Kind abgetrieben hatte. Die ungeklärte zwischenmenschliche Beziehung zu dem Vater des abgetriebenen Kindes führte uns auch wieder zu Lisas Vater. Dieser hatte sie als Kind einmal heftig in Todesangst versetzt (TE). Nachdem Lisa ihrem Vater, ihrer Schwester, sich selbst und dem Vater des abgetriebenen Kindes verziehen hatte, bekam Lisa wieder eine so genannte Lungenentzündung. Im Krankenhaus wurde ihr nochmals bestätigt, dass kein Lungenrundherd mehr zu sehen ist. Nach etwa 14 Tagen war die so genannte Lungenentzündung ausgeheilt.

• • • • •

Fallbeispiel Herzbeschwerden

Persönliche Daten:	Nancy, 22 Jahre, Rechtshänderin
Symptome:	Herzschmerzen, Herzrhythmusstörungen
Organ:	Koronararterien, Herzmuskel
Konfliktinhalt:	Revierkonflikt und Überforderungskonflikt und anderes

Konflikterlebnis / DHS:

Nancy war für eine Stunde außer Haus. Als sie zurück kam, hatte ihr vor kurzem neu angeschaffter Hund ihr allerliebstes Kaninchen gerissen. Sie stand eine halbe Stunde völlig fassungslos davor. Da sie die biologische Grundlage kannte, wollte sie handeln. Als Erstes schaffte sie ihre Kleintiere ab, damit der Hund diese nicht auch noch reißen konnte. Damit löste sie nichts, weil der "Übeltäter Hund" noch da war. Man empfahl ihr, den Hund abzuschaffen, weil er die Schiene sei. Das tat sie dann auch. Außerdem sollte sie ihr Hormonpflaster weglassen, damit ihr Konflikt gegenstandslos wird, wenn sie nicht mehr "männlich mit Revier" reagiert.

Sie tat, was man ihr vorschlug, und kam etwas in Lösung, aber die Herzrhythmusstörungen mit Herzstichen kamen immer wieder. Sie hatte ständig Angst um sich, hatte Verlustgefühle hinsichtlich des Hundes und des Kaninchens, hatte starke Schuldgefühle dem Kaninchen und Schuldgefühle dem Hund gegenüber, weil der jetzt im Tierheim war. Sie schlief sehr schlecht, wachte ständig auf und litt unter einem permanenten Zwangsdenken.

Urteil:

Du, Hund, du hast mir das Liebste genommen.

Ungewollter Täter, was nicht verziehen wurde bzw. wo Mitgefühl fehlte (PVS):

Wem, wann und warum hat Nancy jemandem das Liebste genommen?

PVS-Urteil:

Ich, Nancy, habe meinen Schwiegereltern das Liebste genommen, ihren Sohn.

Nancy hatte kein Verständnis dafür, dass die Schwiegereltern ständig etwas von ihrem Sohn wollten. Sie war der Meinung, er solle sich doch viel mehr um sich selbst kümmern. Deshalb hielt sie ihn oft davon ab, sich um seine Eltern zu kümmern und entfremdete ihren Freund von seinen Eltern. Das Verhältnis zwischen ihr und den Schwiegereltern war nicht gerade von Liebe geprägt.

Ein Streitthema war von Anfang an, dass Nancy Vegetarierin ist. Die Schwiegereltern wollten, dass Nancy wieder zu einer Fleischesserin wird, doch stattdessen wurde ihr Sohn durch Nancy Vegetarier. Nancy hatte also ein Problem mit “Fleischfressern”. Bemerkenswert ist der Zusammenhang, dass Nancy den Revierkonflikt ausgerechnet durch einen Fleischfresser (der Hund hat das Kaninchen gefressen) bekommt.

Konfliktlösung:

Nachdem sie zu mir gekommen war, lösten wir Nancys heftige Emotionen und Schuldgefühle durch die Klopftechnik auf. Sie konnte erkennen, dass der Hund ihr zeigte, womit sie ein Problem hatte, den “Fleischfressern”. Durch den Verlust des Allerliebsten, des Kaninchens, konnte sie nachfühlen, wie sich wohl ihre Schwiegereltern fühlten, wenn sie ihren Sohn von ihnen fernhielt.

Zwei Tage, bevor Nancy zu mir kam, ging es ihr etwas besser, nämlich in dem Moment, als sie sich infolge ihrer Krankheit Gedanken machte, wie kurz das Leben sein kann. Sie hatte sich bei ihrem Mann entschuldigt, dass sie so ein schlechtes Verhältnis zu seinen Eltern hat. Das wolle sie ändern. Sie war sehr überrascht, dass sie weinen musste, als sie ihrem Freund das mitteilte. Da ahnte sie noch nicht, dass das Verhältnis zu ihren Schwiegereltern mit ihrem Hundekonflikt zusammenhängt. Umso mehr war sie beeindruckt und überzeugt, als sie bei mir in der Praxis die Zusammenhänge verstand.

Heilphase:

Bereits direkt nach der Sitzung sagte Nancy: "Ich habe mich schon seit Monaten nicht mehr so gut gefühlt." Sie war wieder glücklich. Gleich am Abend wollte sie sich bei den Schwiegereltern entschuldigen und für ein besseres Verhältnis sorgen.

Angst um ihre Gesundheit hatte sie auch nicht mehr, weil sie alles gut verstanden hatte. Die Herzrhythmusstörungen und die Herzstiche hatten sich aufgelöst.

Aber ganz so leicht ging es nun doch nicht! Nach zwei Tagen kamen die Herzbeschwerden wieder. Warum?

Sie hatte sich inzwischen einen neuen Hund und ein neues Kaninchen angeschafft, selbstverständlich hielt sie die beiden gut voneinander getrennt. Die Herzbeschwerden hielten über weitere zwei Monate an, zwar nicht intensiv, aber zwei bis drei Mal pro Tag waren sie zu spüren. Es war egal, ob sie bei ihren Eltern wohnte oder da, wo der neue Hund war und die anderen Tiere. Nancy brach häufig in Todesangst aus, weil die Herzbeschwerden immer noch da waren. Sie fragte viele Therapeuten - und das nicht nur einmal, sondern immer wieder. Dieses Verhalten, immer wieder nach Therapeuten zu rufen, ähnelte verblüffend dem Verhalten ihrer Schwiegereltern, immer wieder nach ihrem Sohn zu rufen. Sie hatte das Verhalten angenommen, das sie bei ihren Schwiegereltern verurteilt hatte, und wurde es nicht mehr los.

Nancy machte folgende Übungen:

Ich brauche ständig andere Leute, weil ...

... ich nicht allein sein möchte mit meinen Problemen.
... ich Bestätigung brauche, dass alles gut wird.
... ich getröstet werden möchte.
... ich glaube, dass ich es allein nicht schaffe.
... ich Hilfe und Unterstützung brauche.

... ich Angst habe, wenn ich allein bin.
... ich mich und meine Probleme/Ängste mitteilen möchte.
... ich mich dann sicher fühle.

Liebe Schwiegereltern, ich verzeihe euch, dass ihr euren Sohn gebraucht habt und braucht, weil ...
... ihr nicht allein sein wollt.
... ihr Bestätigung braucht, dass alles gut wird.
... ihr getröstet werden möchtet.
... ihr glaubt, dass ihr es allein nicht schafft.
... ihr Hilfe und Unterstützung braucht.
... ihr Angst habt, wenn ihr allein seid.
... ihr euch und eure Probleme/Ängste mitteilen wollt.
... ihr euch dann sicher fühlt.

Ich habe zu meinen Schwiegereltern Nein gesagt, weil ...
sie mich genervt haben.
... weil ich mit meinem Mann allein sein wollte.
... weil mein Mann immer so viel umsonst für sie tun sollte.
...

Ich verzeihe allen (vor allem den Therapeuten), die irgendwann Nein zu mir gesagt haben, weil ...
... ich sie genervt habe.
... sie mit ihrer Familie allein sein wollten.
... sie immer so viel umsonst für mich tun sollten.
...

Bei diesen Übungen lernte Nancy ihre Schwiegereltern besser kennen. Sie hat sich noch einmal ganz real bei ihnen entschuldigt bzw. um Vergebung gebeten. Beide konnten sich in den Armen liegen und darüber weinen. Nancy hat jetzt ein viel besseres Verhältnis zu ihren Schwiegereltern, vor allem viel mehr Mitgefühl. Sie behindert auch nicht mehr die Beziehung ihres Mannes zu seinen Eltern. Nancy kann auch ihre Schwiegereltern trösten, dass ihr Sohn ihretwegen von ihnen weggezogen ist.

Bei folgender Übung lernte Nancy ihren Opa besser verstehen und lieben, so wie er ist. Ihr Mitgefühl wurde auch hier geweckt.

Ich kann nicht loslassen, an meine Herzbeschwerden zu denken, ich erzähle es ständig anderen und mache mir Sorgen um meine Gesundheit, weil ...

... ich Angst habe, dass ich daran sterben könnte.
... ich Angst habe, dass es nicht richtig abheilt.
... ich Angst habe, dass ich immer Probleme mit dem Herzen haben werde.

...

Opa, ich verzeihe dir, dass du nicht loslassen kannst, an deine Herzbeschwerden zu denken, es ständig anderen erzählst und dir Sorgen um deine Gesundheit machst, weil ...

... du Angst hast, dass du daran sterben könntest.
... du Angst hast, dass es nicht richtig abheilt.
... du Angst hast, dass du immer Probleme mit dem Herzen haben wirst.

...

Außerdem hatte Nancy Jahre lang alle Tierbesitzer verurteilt, wenn sie ihre Tiere weggegeben oder sich einen Rassehund gekauft hatten. Beides hatte sie jetzt gezwungenermaßen selbst tun müssen, und sie konnte dadurch ihr Urteil aufheben.

Inzwischen hatte sich auch ein Glaubenssatz bei ihr entwickelt, dass Nancy die Herzschmerzen verdient habe, weil sie auf die beschriebene Art mit ihren Schwiegereltern umgegangen ist. Auch diesen Glaubenssatz hat sie lösen können.

Auszug aus einem E-Mail-Dialog von Nancy und Marion Kohn:

Nancy:

Ich kann sehen, dass ich jetzt so bin wie meine Schwiegereltern, aber ich verstehe nicht genau, warum ich nun das gleiche Verhalten an den Tag lege. Weil ich ihr Verhalten verurteilt habe? Denn bei Leuten, die einen Rassehund hatten, habe ich auch geurteilt, und deswegen habe ich jetzt selbst einen?

Marion Kohn:

Ja, ich bin der Meinung, es kommt durch das Urteil. Durch das 3. geistige Gesetz - das Gesetz vom Urteil und der Zwangshandlung.

"Verurteilt nicht andere, damit Gott nicht euch verurteilt. Denn euer Urteil wird auf euch zurückfallen, und ihr werdet mit demselben Maß gemessen werden, dass ihr bei anderen anlegt. Warum kümmerst du dich um den Splitter im Auge deines Bruders und bemerkst nicht den Balken in deinem eigenen? Wie kannst du zu deinem Bruder sagen: Komm her, ich will dir den Splitter aus dem Auge ziehen, wenn du selbst einen ganzen Balken im Auge hast? Du, Scheinheiliger, zieh erst den Balken aus deinem Auge, dann kannst du dich um den Splitter im Auge deines Bruders kümmern." Mt (7,1-6)

Das ist doch ein wunderbares Gesetz. Gäbe es dieses Gesetz nicht, könnte jeder um sich schlagen, wie er wollte, und müsste niemals fühlen, wie es ist, wenn man geschlagen wird. Das Universum hat das wunderbar eingerichtet.

Weißt du, ich stelle es mir so vor: Wenn sich Menschen mit Worten/Gesten verletzen, dann sieht man nicht die blutende Wunde. Wenn es aber so wäre, dass wir in der Aura alles sehen könnten, dass der Verletzte eine "blutende" Wunde hat und dass man durch die eigenen schlechten Worte selbst auch einen schwarzen Fleck hat, dann würde man das viel schneller bereinigen. Wer würde schon mit so vielen schwarzen Flecken herumrennen wollen? Oder man würde ja auch ständig daran erinnert werden, wenn der andere seine blutende Wunde offen herumträgt. Ich glaube nicht, dass man die Bilder lange aushalten würde.

Wenn man verzeiht, kann man auch wieder heil werden.

Ich denke, wenn man weiter urteilt und nicht verzeiht, tritt das 3. geistige Gesetz wieder in Kraft. Und das ist ein Kreislauf ohne Ende.

Hier war der Dialog zu Ende.

Nancy durfte lernen, selbstständig zu werden, denn das ist es, was Nancy von ihren Schwiegereltern erwartet hatte. Dank vieler helfender Hände hat Nancy ihre Herzprobleme im Griff. Sie hat die fünf Biologischen Naturgesetze und die geistigen Gesetze gut verstanden, sie kann sich selbst helfen und helfen lassen.

•••••

Fallbeispiel Unordnung

Gerd ist ein sehr ordentlicher Mensch. Alles hat seinen Platz, ist sauber, und es ginge ihm gut, wenn da nicht die anderen Menschen wären, die nicht so ordentlich und sauber sind wie er. Über diese Unordnung der anderen Menschen regt er sich ständig auf. Wie kann man nur so unordentlich sein?, denkt sich Gerd. Und warum ist er ständig nur von solchen unordentlichen Menschen umgeben?

Auch bei mir in der Praxis sieht Gerd jeden Krümel und jede Flocke. Ich fühlte mich regelrecht gezwungen, noch schnell durchzuwischen, bevor Gerd zum Termin kam, damit auch alles blitzeblank erschien. Warum fühle ich das so? Gemäß den geistigen Gesetzen muss es in Gerds Leben ein Ereignis gegeben haben, bei dem er das Gefühl hatte, es muss alles ganz ordentlich und sauber sein, sonst bekommt er Ärger. Ein traumatisches Erlebnis (TE). So war es auch, wie Gerd berichtete.

Seine Großmutter war noch von der alten Schule, da gab es noch "Zucht und Ordnung". Bei ihr musste Gerd extrem ordentlich sein und alles sauber halten. Das ist sein TE - sein unverarbeitetes Erlebnis mit der ungeklärten zwischenmenschlichen Beziehung. Damit geht er ins Urteil: "Du, Großmutter, bist ‚böse', weil du mir so einen Stress machst mit deinem Ordnungs- und Sauberkeitsfimmel."

Nachdem die Großmutter gestorben war, kam Gerd in einen Lagewechsel, und seitdem ist er wie die Großmutter. Er spürt einen unbewussten Zwang, genauso ordentlich und sauber zu sein wie sie. Jetzt empfinden seine Mitmenschen seinen Ordnungsfimmel als stressig. Wenn Gerd erkennt, warum er gerne Ordnung und Sauberkeit hat, dann kann er seiner Großmutter verzeihen, und wenn er erkennt, warum er als Kind keine Lust hatte zum Aufräumen, dann kann er seinen Mitmenschen verzeihen, warum sie keine Lust haben aufzuräumen. Wenn er jetzt unter der Unordnung seiner Mitmenschen leidet, dann kann er erkennen, wie seine Großmutter unter seiner Unordnung gelitten hat.

Gerd konnte nun seine Großmutter und die unordentlichen Mitmenschen mit anderen Augen sehen - oder eben mit dem Herzen. Das Problem "Unordnung" entspannte sich auf ein normales Maß.

★ ★ ★ ★ ★

Fallbeispiele vom Nichtverzeihen

Fallbeispiel Konzentrationsstörungen

Persönliche Daten:	Marc, 44 Jahre, Rechtshänder
Symptome:	Seit etwa fünf Jahren starke Konzentrationsstörungen, Unruhe, Schlafstörungen, Sehstörungen, ohnmachtsähnliche Störungen, Depression, seit dem 14. Lebensjahr Magenschmerzen/Darmkrämpfe
Organ:	nicht eindeutig, weil ohne Gehirn-CT
Konfliktinhalt:	u. a. Konflikt, weil seine Freundin unselbstständig ist, sich überfordert und sich nur um sich selbst kümmert

Konflikterlebnis / DHS:

Marc erlitt einen Konflikt, als seine Freundin ihn verließ und zu ihrer Mutter zog. Das geschah vor fünf Jahren. Dies war besonders dramatisch für ihn, weil er als Lehrer seiner deutlich jüngeren Freundin ihr zwei Jahre lang geholfen hatte, ihre Lehre zu bestehen. Sie hielt es nicht einmal für nötig, ihn über die bestandene Prüfung zu informieren oder ihm zu danken.

DHS-Urteil:

Du, Freundin, bist unselbstständig, überfordert und kümmerst dich nur um dich. Du bist strohdumm.

Aktive Phase:

Marc hatte starke Konzentrationsstörungen, meistens in der Schule. Sie begannen immer um 10 Uhr - das ist die Zeit, in der die Freundin ihm nicht für die bestandene Prüfung gedankt hatte. Er hatte zudem schwere Schlafstörungen; an Schlaf war nur mit Schlaftabletten und Psychopharmaka zu denken.

Die Körpersymptome waren ein Signalgeber für den Hintergrund des Konflikts. Marc sagte immer, die Freundin sei "strohdumm", und wunderte sich, warum er ausgerechnet ein dumpfes Gefühl im Kopf hatte und sich nicht konzentrieren konnte! Es gilt: Was man verurteilt, so wird man, damit man Mitgefühl entwickelt und den Spiegel sehen kann - und dann dafür auch danken kann.

Ungewollter Täter, was nicht verziehen wurde (PVS):

Bei wem, wann und warum hat Marc sich nur um sich gekümmert, war überfordert und unselbstständig?

Marc berichtete, dass es in seinem Leben einen Bruch gab, als er 18 Jahre alt war. Sein geliebter Opa, bei dem er fast immer gewohnt hatte, starb. Plötzlich war er allein für seine Oma und ein großes Haus mitsamt großem Garten, das bisher der Opa versorgt hatte, verantwortlich. Diese unumgängliche Verantwortung traf ihn in einem ungünstigen Moment. Jetzt, da er "in die Welt aufbrechen" und deutlich mehr Zeit haben wollte für seine Freunde, die Berufsausbildung und generell für ein freieres Leben, war er mit dieser ihn bindenden Verantwortung für Oma, Haus und Garten völlig überfordert. Dennoch übernahm er diese Aufgabe und schien ihr gewachsen zu sein. Etwa ein halbes Jahrzehnt später starb die Oma. Besonders nach ihrem Tod glaubte er, dass er nicht genügend für sie gesorgt habe. Deswegen machte er sich schwere Vorwürfe. Sein Verhalten hat er sich bis heute nicht verziehen.

Von daher hat er sich einen Glaubenssatz erschaffen, den er etwa 20 Jahre mit sich herumtrug und welcher lautete: "Ich habe mich nicht genügend gekümmert. Ich muss mich mehr kümmern."

Das 5. geistige Gesetz sagt: Das, was man zum Zeitpunkt eines TE/PVS/DHS glaubt (auch unbewusst), zieht man an.

Marc hatte, bevor er zu mir kam, bereits die dritte deutlich jüngere Freundin, um die er sich permanent gekümmert hatte. Alle drei Freundinnen waren zur Zeit des Kennenlernens etwa 16 Jahre alt, etwa so jung, wie er damals gewesen war, unselbstständig und überfordert. Seine Freundinnen bedienten sein Muster, damit er das tun konnte, was er bei seiner Oma glaubte, nicht getan zu haben, nämlich ihr zu helfen, sie zu unterstützen und für sie zu sorgen.

PVS-Urteil:

Ich, Marc, war unselbstständig, überfordert und kümmerte mich nur um mich. Ich war “strohdumm”.

Konfliktlösung:

Marc hatte in der Behandlung die Zusammenhänge erkannt. Er konnte sehen, was seine Freundinnen mit dem Nichtverzeihen in Bezug auf die Oma zu tun haben. Mit Hilfe der Klopftechnik konnten die negativen Emotionen in Bezug auf die Freundin und die eigenen starken Schuldgefühle wegen seiner Oma gemindert werden. Dennoch ist Marc noch nicht in der Lage, sich selbst ganz zu verzeihen und auch nicht der letzten Freundin. Er sagte, dass das Nichtverzeihen ihn am Leben erhält, was er vielleicht richtig sieht, nämlich im Falle eines Revierkonfliktes.

Die nächste Sitzung wollte er erst ein Vierteljahr später machen, weil er das Erkannte verdauen musste. Generell will er sich nicht so schnell ändern, weil er als Lehrer die Haltung hat, bestimmte Dinge nicht zu verzeihen. Dafür nimmt er die Symptome in Kauf, die noch da sind. Eine neue Beziehung möchte er sowieso nie mehr.

Heilphase:

Etwa drei Wochen nach der Behandlung traten seine ohnmachtsähnlichen Störungen nicht mehr auf. Die Konzentrationsstörungen waren nur wenig verbessert. Schlafen konnte er etwas besser.

Ein Jahr später erzählte er mir bei einem kurzen Gespräch, dass es ihm deutlich besser gehe. Vier Monate nach der Behandlung hatte er eine Frau kennen gelernt, die völlig anders war als die vorherigen. Sie ist selbstständig, was bedeutet, dass er sein Thema mit der Oma aufgelöst hatte. Gemeinsam leben sie mit seinem Sohn (aus einer früheren Beziehung) in seiner Wohnung. Die Konzentrationsstörungen waren fast vollständig verschwunden. Nur gelegentlich, zur besagten Zeit, traten sie noch in der Schule auf, was darauf hindeutet, dass Marc seiner Exfreundin noch nicht ganz verziehen hat. Seine Schlafstörungen waren deutlich rückläufig, aber noch vorhanden, was ebenfalls darauf hindeutet, noch nicht ganz verziehen zu haben. Wenn er - so sagte ich ihm - ganz verzeihen kann, werden auch diese vergehen.

Marc war übrigens nur einmal bei mir in einer dreistündigen Sitzung. Es war also noch viel Potenzial zur Heilung vorhanden.

Vor einem Monat kam Marc doch noch einmal zu einem Termin in meine Praxis. Seit 14 Tagen hatten seine Depression, Schwindelgefühle, Magenschmerzen (diese hatte er seit seinem 14. Lebensjahr), grundlose Angstzustände und Konzentrationsstörungen stark zugenommen, so dass er für das neue Schuljahr nicht mehr arbeitsfähig gewesen wäre. Wir bearbeiteten gemeinsam die aktuelle Streitsituation mit seinen Eltern und lösten die entsprechenden Schuldgefühle. Marc konnte nun auch endlich seiner Exfreundin verzeihen. Er verstand die biologischen und geistigen Gesetzmäßigkeiten und konnte gezielt sich und den anderen vergeben und Mitgefühl empfinden. Hier wird die Tragweite der Vergebung anhand der Symptome bzw. deren Fehlen deutlich.

Als Entspannung bekam er noch eine spezielle Art der Fußreflexzonentherapie - die Lebens-Impuls-Massage.

Marc berichtete Folgendes:

Während der Behandlung ging es mir zunehmend besser, was für meine Lebensgefährtin ebenfalls ersichtlich war. Trotz meiner völlig materialistischen Einstellung muss die Behandlung so erfolgreich gewesen sein, dass ich, ohne jegliche Tabletten eingenommen zu haben, nachts mit dem Auto die Strecke nach Hause von 300 Kilometern zurücklegen konnte. Die ersten fünf Tage nach der Behandlung habe ich das Verlangen nach den Tabletten nicht verspürt. Ich merkte, dass wie von alleine eine Wandlung in meinem Körper und in meinem Denken eintrat. Zuerst bekam ich für drei Tage ein Gefühl, als wäre ich aus einer Narkose noch nicht ganz erwacht. Mein Körper spielte völlig verrückt, vor allem mein Verdauungstrakt. Es ging mir ziemlich schlecht. Ich saß für fünf Tage fast nur auf der Toilette, und ich verlor so einige Kilos, die meinen Körper in den letzten Jahren hatten aufgeschwemmt aussehen lassen. Mein Denken jedoch änderte sich von "total pessimistisch" (die letzten Jahre) und depressiv hin zu "positiv und optimistisch". Ich habe wieder Spaß am Leben. Zudem sind die Angstzustände, die zu den Depressionen führten, völlig verschwunden. Die Konzentrationsstörungen in der Schule sind weg, ich kann wieder besser sehen und meine Magenschmerzen verbesserten sich deutlich. Ich erkannte außerdem, dass ich mir nicht mehr alles gefallen lassen durfte und setzte meinen Eltern eine Grenze. Die Demütigungen mussten ein Ende haben.

Heutiger Stand: Ich bin mir sicher, dass ich ohne diese Behandlung nicht arbeitsfähig gewesen wäre zum Schuljahresbeginn. Mir geht es sowohl seelisch als auch körperlich gut bis sehr gut. Alle ein paar Tage benötige ich noch eine halbe Tablette. Das zeigt mir, dass eine Weiterführung der Behandlung in naher Zukunft von großer Bedeutung wäre. Gerne würde ich meine Schlafstörungen noch behoben haben. Ich möchte letztendlich noch einmal betonen, dass viele Allgemeinmediziner, auch fachlich spezialisierte Mediziner, mir nicht helfen konnten. DANKE, DANKE, DANKE.

•••••

Fallbeispiel Knochenveränderung

Persönliche Daten:	Gerlinde, 71 Jahre, Rechtshänderin
Symptome:	Gelenkschwellung und zunehmende Krümmung der Finger; links (Mutter/Kind-Seite) größer als rechts (Partnerseite)
Organ:	Fingerknochen

Gerlinde legt sehr großen Wert darauf, dass ihre Urenkel außerschulischen Aktivitäten nachgehen. Dies ist einer ihrer wichtigsten Lebensinhalte, und sie ist absolut überzeugt davon, dass die Kinder sehr stark gefördert werden müssen. Ihr ist es egal, ob ihre Urenkel das auch wollen. Man müsse sie nur lange genug motivieren, dann würde die Begeisterung schon kommen.

Aus der Befragung wurde deutlich, dass sie selbst als Kind nie gefördert worden war und so etwas sehr vermisst hatte. Zu ihrer Mutter hatte sie bis zum Tod keine gelöste und liebevolle Beziehung aufbauen können, doch wie ihre Mutter wollte sie nicht sein. Ihrem jüngsten Urenkel (acht Jahre) wollte sie besonders helfen, indem sie ihn wöchentlich zum Karate und Fußball brachte. Seit einem Jahr drängte sie darauf, dass der Junge nun auch noch Keyboard spielte, wozu er aber kein ausgeprägtes Interesse hatte. Unter Gerlindes Druck ließ er sich dann allerdings doch zum Keyboardunterricht bringen.

Eines Tages war Gerlinde nicht pünktlich in der Schule, um ihn abzuholen, und der Junge war schon zu Hause. Das traf sie unerwartet (DHS). Gerlinde weiß zudem, wenn sie ihn nicht gleich nach der Schule zu greifen bekommt, wird es nichts mehr mit den außerschulischen Aktivitäten. Dann ist der Junge zu Hause bei der Mutter, und dort hat er Unterstützung, dass er nicht Keyboard spielen muss.

Gerlinde hatte dann regelmäßig ihren Selbstwerteinbruch, wenn sie den Jungen nicht greifen konnte (Rezidive). Wenn sie ihn dann wieder abfangen konnte, löste sie ihren Selbstwerteinbruch wieder und war zufrieden – bis zum nächsten Mal. Wegen dieser ständigen Konflikteinschläge und zugehörigen Lösungen wurden ihre Finger immer krummer.

Der Konflikt war, den Urenkel nicht "greifen" zu können, um ihn zum Keyboardunterricht zu bringen, weil sie zu spät dran war. Sie konnte nicht verstehen, dass der Urenkel noch nicht in der Lage war zu erkennen, wie wichtig außerschulische Aktivitäten sind. Ebenso verstand sie nicht, wie die Eltern nicht erkennen konnten, wie wichtig die außerschulischen Aktivitäten für den Jungen sind.

Ich fragte Gerlinde, bei wem, wann und warum sie etwas nicht erkennen konnte, wofür sie sich heute noch schämt? Gerlinde erzählte, dass sich dieses Thema durch ihr ganzes Leben gezogen hat. Sie musste im Berufsleben ihr Nichtwissen verbergen, weil ihre Eltern sie nie gefördert hatten. Sie konnte ihren Eltern das Nichtwissen und dass sie nie gefördert wurde nie verziehen.

Gerlinde sah, dass der Urenkel auch weiterhin keine Lust hatte, Keyboard zu spielen. Die Schmerzen, die Schwellung und die Krümmung in den Fingern hätten zurückgehen müssen, wenn Gerlinde es entweder geschafft hätte, die Begeisterung des Jungen zu wecken oder ihn loszulassen. Gerlinde wollte noch ein Vierteljahr lang versuchen, den Jungen zu überzeugen, auch wenn es sie die Gesundheit kostete.

Ein halbes Jahr später hatte Gerlinde es dann geschafft, den Urenkel zum Keyboardspielen zu begeistern, indem sie selbst den Kurs mitmachte. Dadurch kam es zu einer Besserung in den Fingern. Fiel ein Termin aus, d. h. bekam sie den Urenkel nicht schnell genug zu greifen, dann hatte sie wieder eine vorübergehende Schwellung an den Fingern. Als Gerlinde begann, sich selbst und den Eltern des Urenkels das Nichtwissen zu verzeihen, kamen kurz darauf die Beschwerden zum Stillstand.

Im folgenden Fall von Gerlinde sieht man die Komplexität des Themas mit der Wunde der Förderung, die Gerlinde nie erhalten hat.

•••••

Fallbeispiel zentraler Venenverschluss im rechten Auge

Persönliche Daten:	Gerlinde, nun 72 Jahre, Rechtshänderin
Symptome:	zentraler Venenverschluss im rechten Auge, 60 Prozent Sehfähigkeit, Schleier und dunkler Fleck vor dem rechten Auge
Organ:	Auge

Gerlinde kommt einmal im Vierteljahr zur Fußreflexzonenmassage in meine Praxis. Dabei erzählte sie mir, dass sie seit zwei Monaten auf dem rechten Auge schlecht sehe. Außerdem hatte sie einen Schleier vor dem rechten Auge, und beim Öffnen des Auges sah sie einen dunklen Fleck. Die Diagnose vom Arzt lautete: zentraler Venenverschluss im Auge. Er sagte, sie solle es lasern lassen. Ich fragte Gerlinde, was ihr vor zwei Monaten Unangenehmes passiert war, das mit Sehen zu tun haben könnte. Sie fing gleich an zu erzählen, da sie ein schlechtes Gewissen hatte.

Vor den Ferien ihres Urenkels hatte die Klassenlehrerin angeboten, dass jedes Elternpaar die Möglichkeit habe, sich zehn Minuten mit der Klassenlehrerin zu unterhalten, um über Probleme und Zensuren zu sprechen. Gerlinde ergriff eigenmächtig die Gelegenheit, statt der Eltern selbst zu diesem Termin zu gehen. Sie vereinbarte mit der Klassenlehrerin einen Termin gegen 13 Uhr, zu dem die Eltern des Kindes nicht hätten gehen können, weil sie berufstätig sind.

Gerlinde liegt ihr Urenkel so sehr am Herzen, dass sie die Förderung des Kindes stets vorantreibt. Das kommt daher, dass Gerlinde in ihrem Elternhaus keine Förderung bekommen hat, was ihr heute noch zu schaffen macht (TE). Sie sieht sich selbst in dem Urenkel und tut sich stellvertretend Gutes.

Gerlinde ließ also den Eltern keine Wahl. Sie konnten nicht zu dem Termin mit der Lehrerin gehen. Dafür fühlte sie sich schuldig, dies war das entsprechende PVS.

Nun war es für mich interessant, vom PVS auf das entsprechend folgende DHS zu kommen. Ich sagte zu Gerlinde, dass nach dem Ereignis noch etwas passiert sein musste, bei dem jemand verhindert hatte, dass sie zu einem bestimmten Termin kommt - und dies musste sie sehr getroffen haben. Es müsste etwas sein, was sie unerwartet, dramatisch und isoliert getroffen hatte. Gerlinde sagte, dass es da zwei Dinge gäbe.

Gerlinde ging jeden Samstag zu ihrem Urenkel und sah mit ihm die Hausaufgaben und den gelernten Stoff durch, damit er auch wirklich alles verstand. Einmal sagte die Mutter völlig unerwartet, Gerlinde solle nicht mehr kommen. Denn sie - Gerlinde - solle sich erst einmal mit ihrem Enkel, den Vater des Jungen, versöhnen. Diese Absage traf Gerlinde unerwartet, dramatisch und isoliert (DHS). Hier handelte die Mutter des Jungen genauso wie Gerlinde, als sie nicht wollte, dass die Eltern einen Termin wahrnehmen konnten, der mit dem Urenkel und mit der Schule zu tun hatte.

Gerlinde erkannte, dass die Mutter ihr das Schuldgefühl gespiegelt hatte. Dadurch hatte Gerlinde sich den Konflikt/DHS eingefangen. Sie konnte nun der Mutter und sich selbst verzeihen, und sie konnte verstehen, dass es sinnvoll ist, den Samstagtermin mit dem Urenkel loszulassen. Dies fiel ihr umso leichter, als ihr der Termin ohnehin zu viel war.

Die zweite Geschichte, die in Verbindung mit dem Enkel (Vater) passiert war und noch eine große Bedeutung haben sollte, wollte sie mir noch nicht erzählen. Das war ihr in diesem Moment zu viel. Würde sie diese Geschichte erzählen, dann müsste sie weinen, und das wolle sie auf keinen Fall. Sie sagte, sie müsse erst einmal das andere - das eben Geschehene - allein für sich verdauen und über sich selbst nachdenken.

Schon während der Behandlung ging die Sehbeeinträchtigung auf dem rechten Auge zurück, und auch der Schleier, das Flimmern und der dunkle Fleck vor dem Auge wurden weniger. Nach 14 Tagen waren die Beschwerden deutlich geringer, aber nicht verschwunden.

Als Gerlinde ein Vierteljahr später wiederkam, waren ihre Beschwerden immer noch auf diesem Stand. Sie kam zwar zur Fußreflexzonenmassage, aber sie weigerte sich strikt, sich hier und jetzt emotional helfen zu lassen. Wenigstens erzählte sie mir die Geschichte mit dem Enkel (30 Jahre), der der Vater des Urenkels ist. Dieser Konflikt ergab sich dadurch, dass Gerlinde immer versuchte, ihm und seiner Frau durch Ratschläge für seine Gesundheit zu helfen, obwohl er dies überhaupt nicht wollte. Deshalb verbot er ihr, den Urenkel und die Urenkelin samstags zu sehen.

Sie sagte zu mir: "Ich will mich hier jetzt nicht gefühlsmäßig entblößen. Das ist mir zu emotional. Ich will stark sein, weil das hat er nicht verdient, dass ich so leide. Dafür nehme ich die Augenbeschwerden in Kauf." Dieses Verhalten erkannte Gerlinde als Grundmuster aus ihrer Kindheit.

Ich machte sie darauf aufmerksam, dass der Enkel nur ihr Spiegel ist. Er ist nämlich genau wie sie und will sich von ihr nicht helfen lassen. Sie selbst will sich nicht von mir helfen lassen, sondern sie nimmt lieber Knochenveränderungen (siehe vorherigen Fall) und Sehstörungen (siehe diesen Fall) hin, statt Emotionen zu zeigen. Das konnte sie am Ende der Behandlung erkennen und damit auch ihren Enkel verstehen. Mehr war zu diesem Zeitpunkt nicht möglich. Aber sie erkannte, dass sie davon ablassen musste, anderen Heilungsmöglichkeiten, die sie für richtig hielt, aufzudrängen, wenn es nicht erwünscht war. Sie konnte erkennen, warum ihr Enkel und auch andere keine Heilung wünschten. Wahrscheinlich hatte der Enkel den gleichen Grund wie sie und wollte nicht emotional werden.

Der Schleier und das Flimmern vor dem Auge waren inzwischen weg, doch der Rest der Sehbeeinträchtigung war noch vorhanden. Gerlinde verstand, dass ihre Sehfähigkeit sich verbessern würde, wenn die zwischenmenschliche Beziehung mit ihrem Enkel bereinigt wäre, d. h. wenn sich beide gegenseitig entschuldigt hätten und sich wieder verstehen würden. Das wollte Gerlinde als Nächstes tun.

Wichtig für Gerlinde ist, dass sie ihrer eigenen Mutter verzeihen kann, dass diese sie nicht gefördert hat. Dazu führte ich sie gedanklich zu dem kleinen Mädchen, ihrer Urenkelin. Gerlinde konnte erkennen, dass sie hier selbst wie ihre eigene Mutter war, was sie nie gewollt hatte. Gerlinde hatte immer den Urenkel gefördert und bevorzugt. Er lag ihr am meisten am Herzen, aber dabei übersah sie seine Schwester. Sie nahm sie zwar auch mit zu den Aktivitäten, aber großes Interesse zeigte Gerlinde an ihr nicht. Das tat ihr jetzt unglaublich leid. Hier konnte Gerlinde ihre Emotionen endlich einmal zulassen.

Sie erkannte, dass es dem kleinen Mädchen, ihrer Urenkelin, genauso ging wie es ihr selbst bei ihrer Mutter. Und die Ähnlichkeit ging noch weiter, denn es war so, dass Gerlinde auch eine Schwester hatte, die allein von der Mutter gefördert worden war. In Erinnerung an diese Situation konnte Gerlinde ihr Herz für ihre Urenkelin öffnen. Sie war froh darüber, so viel verstanden zu haben, und sie begann, ihre Mutter zu verstehen, warum diese so gehandelt hatte. Gerlinde konnte nachträglich mit ihrer Mutter mitfühlen und begann, ihr zu verzeihen.

•••••

Fallbeispiel Neurodermitis

Persönliche Daten:	Katrin, 22 Jahre, Rechtshänderin
Symptome:	Neurodermitis - Haut an den Handinnenflächen schuppig, trocken, rot und aufgerissen
Organ:	Haut
Konfliktinhalt:	Trennungskonflikt

Katrin hatte seit etwa vier Monaten Neurodermitis an den Handinnenflächen. Wir hatten lange gerätselt, was der Konflikt sein könnte. Ihr Vater war vor drei Jahren an Krebs erkrankt, und es war für sie eine schwere Zeit. Dem Vater wurde wegen eines Tränendrüsenkarzinoms ein Auge herausgenommen, danach erhielt er mehrmals Chemotherapie und Bestrahlung. Schließlich starb er an den Folgen.

Die Symptome von Katrin passten zeitlich nicht zu diesen Ereignissen. Ein Konfliktschockereignis, das hier ein Trennungskonflikt sein musste, war einfach nicht zu finden. Aber wir gaben nicht auf, denn es musste ein entsprechendes Ereignis geben. Also suchte ich mit Unterstützung der geistigen Gesetze.

Ich fragte Katrin, was denn in der letzten Zeit ihr größtes Schuldgefühl war. Da sagte sie, dass sie vor ca. einen dreiviertel Jahr eine kleine Katze mit nach Hause gebracht hatte - einerseits für sich selbst, aber auch für ihren kranken Vater, damit er etwas Spaß hatte. Ihre Mutter war davon gar nicht begeistert gewesen, und Katrin sollte die Katze wieder zurückbringen. Dies war aber nicht möglich, und Katrin war das sehr recht. So setzte sie sich über ihre Mutter hinweg, und die Katze blieb. Deshalb kam es oft zu häuslichen Auseinandersetzungen.

Da ich nun Katrins Schuldgefühl ihrer Mutter gegenüber kannte, konnte ich Katrin gezielter nach ihrem DHS fragen. Wann hatte Katrin vor dem Beginn der Neurodermitis ein Problem mit einer Entscheidung gehabt, die über ihren Kopf hinweg von jemand anderem getroffen worden war? Da war Katrin plötzlich an ihrem wunden Punkt angelangt, und ihr standen die Tränen in den Augen.

Konflikterlebnis / DHS:

Katrin wollte mit ihrem Freund in den Urlaub fliegen, und die Mutter wollte sie zum Flughafen fahren. Doch sie entschied sich kurzfristig um, weil der Vater plötzlich einen Platz in einer Kurklinik bekommen hatte und sie ihn deshalb genau an diesem Tag dorthin fahren musste. Katrin hatte das, es ging ja schließlich um ihren todkranken Vater, verstanden. Dennoch empfand sie dies damals als Trennungskonflikt, weil sie, wie sie sagte, auch gern einmal zehn Minuten im Mittelpunkt der Aufmerksamkeit gestanden hätte.

DHS-Urteil:

Du, Mutter, kümmerst dich nicht um mich. Du triffst einfach eine Entscheidung.

Warum ist Katrin dieser Konflikt passiert?

Bei wem, wann und warum hatte Katrin sich nicht um jemanden gekümmert und einfach eine Entscheidung getroffen?

Ungewollter Täter, was nicht verziehen wurde (PVS):

Katrin hatte einfach die Entscheidung getroffen, eine Katze mit nach Hause zu bringen. Sie hat sich nicht darum gekümmert, wie es ihrer Mutter damit geht.

PVS-Urteil:

Ich, Katrin, habe mich nicht um meine Mutter gekümmert. Ich traf einfach eine Entscheidung.

LW:

Als ihre Mutter sich nach etwa einem halben Jahr langsam mit der Katze angefreundet hatte, kam Katrin in den Lagewechsel. Das heißt, nun war es möglich, dass Katrin ihr Schuldgefühl durch ein DHS gespiegelt bekommen konnte.

Seit der Krankheit ihres Vaters hatte Katrin sich von ihrer Mutter vernachlässigt gefühlt. Die Mutter kümmerte sich verständlicherweise um ihren krebskranken Ehemann und hatte nicht die Kraft, auch noch genauso viel Aufmerksamkeit für ihre Tochter zu haben. Das verstand Katrin zwar, aber trotzdem fühlte sie sich vernachlässigt.

TE-Urteil:

Du, Mutter, kümmerst dich nicht um mich. Du triffst einfach Entscheidungen.

Das TE-Urteil ließ Katrin genau das Gleiche tun. Dies äußerte sich darin, dass Katrin die Katze anschaffte, obwohl ihre Mutter keine wollte (PVS). Katrin wollte ihrer Mutter damit nicht wehtun, sondern sich selbst nur in Einklang mit ihr bringen, d. h.: "Du kümmerst dich nicht um mich" - und "Ich kümmere mich nicht um dich".

Therapie:

Katrin und ihre Mutter haben sich ausgesprochen und sich gegenseitig verziehen. Die Katze wurde ein anerkanntes und willkommenes Familienmitglied.

Heilphase:

Nach etwa drei Wochen war die Neurodermitis abgeheilt, doch leider kam sie 14 Tage später in leichter Form wieder. Was war passiert? Die Mutter traf einige Zeit nach dem Tod ihres Mannes einen alten Bekannten wieder, und sie verabredeten sich häufig. Als Katrin eines Tages ihre Mutter anrief, erfuhr sie unerwartet, dass ihre Mutter bereits im Zug saß, um zu ihrem neuen Freund zu fahren. Die Mutter hatte schon wieder eine Entscheidung getroffen, indem sie wegfuhr und nicht bei Katrin blieb. Eigentlich hätte die Mutter Katrin Bescheid sagen müssen, und schon lebte Katrin wieder ihr Programm, weil sie sich wieder getrennt und vernachlässigt fühlte.

Eine Lösung hätte sein können, dass die Mutter einsieht, dass sie nicht einfach alleine Entscheidungen treffen kann, ohne diese vorher mit ihrer Tochter abzusprechen. Und die Mutter darf ihre Tochter nicht mehr alleine lassen, dann würde die Neurodermitis abheilen.

Katrin konnte aber erkennen, dass diese einengende Bindung kein Dauerzustand für die Mutter sein kann, und außerdem ist Katrin 22 Jahre alt, möchte selbst unabhängige Entscheidungen treffen und nicht solch eine Belastung für die Mutter sein. Es musste noch eine andere Lösung geben. Warum bekam Katrin wieder ein DHS? Die Plattform - der Konflikt mit der Katze - war doch bereits gefunden und verziehen.

Katrin war gerade in einer großen Umbruchphase in ihrem Leben. Sie begann, in einer Firma am Empfang zu arbeiten, was ihr aber nicht zusagte und ihr zusätzlich noch Magenschmerzen verschaffte. Sie wollte ihrer Neigung folgend den Beruf der Physiotherapeutin erlernen, und so entschied sie sich zu kündigen. Dies tat sie, ohne vorher mit ihrer Mutter darüber zu sprechen. Deshalb hatte sie einerseits ein schlechtes Gewissen ihrer Mutter gegenüber und andererseits Ärger mit ihr, als diese ihren Entschluss mitbekam. Hier hatte Katrin einfach eine Entscheidung getroffen. Das war die erneute Plattform für das DHS mit ihrer Mutter, die - wie gesagt - einfach zu ihrem Freund gefahren war.

Wir sahen uns im Verzeihensritual gemeinsam den Punkt 11, also die Opfer-Täter-Fragen, an. Katrin beantwortete die Fragen in Bezug auf die Situationen "Katze/Flughafen" und "Kündigung/Freund". Damit wurde die Lösung deutlicher als je zuvor.

Opfer-Täter-Fragen

Was will/wollte das Opfer von Ihnen?
Meine Mutter wollte, dass ich die Katze wieder wegbringe.
Meine Mutter wollte, dass ich ihr meine Entscheidung vorher mitteile.

Was wollen/wollten Sie von Ihrem Täter?
Ich wollte, dass mich meine Mutter zum Flughafen bringt.
Ich wollte, dass meine Mutter mir vorher Bescheid sagt, wenn sie zu ihrem Freund fährt.

Was will/wollte Ihr Täter von Ihnen?
Meine Mutter wollte, dass ich ihre Entscheidung akzeptiere, dass sie mich nicht zum Flughafen bringen kann.
Meine Mutter wollte, dass ich ihre Entscheidung hinsichtlich ihres Freundes akzeptiere und es nicht als Problem sehe.

Was wollen/wollten Sie von Ihrem Opfer?
Ich wollte, dass meine Mutter meine Entscheidung akzeptiert, dass ich die Katze nicht wegbringen kann.

Ich wollte von meiner Mutter, dass sie meine Entscheidung akzeptiert, in der Firma am Empfang aufzuhören und neue Wege zu gehen.

Katrin konnte erkennen, dass sie die Entscheidungen ihrer Mutter noch nicht akzeptierte. Zwar hatte sie deren Entschluss akzeptiert, sie nicht zum Flughafen zu bringen, aber sie war immer noch von der Mutter abhängig. Dadurch, dass die Mutter ihren Weg mit dem neuen Freund ging, spiegelte sie Katrin, dass Katrin ihren Weg gehen muss. Katrin durfte lernen, dass sie nicht mehr die Beurteilung ihrer Mutter braucht und dass sie selbst die richtige Entscheidung für ihr Leben treffen kann. Dabei konnte auch die Mutter lernen, ihrer Tochter immer mehr Vertrauen zu vermitteln, dass die Tochter die richtigen Entscheidungen für ihr Leben selbst trifft.

Die Neurodermitis heilte weiter ab. Aber immer wenn Katrin nicht zu ihren Entscheidungen stand und kein Mitgefühl mit der Mutter hatte, verhielt sich die Mutter unbewusst genau so, dass Katrin sich vernachlässigt fühlte. Dabei reagierte Katrin stets mit kleinen Anzeichen von Neurodermitis. Zwei Monate später hatte Katrin es geschafft zu wissen, was sie will, nämlich den Beruf der Physiotherapeutin zu erlernen. Und nun gab es auch kein Problem mehr, eine Lehrstelle zu finden.

•••••

Fallbeispiel Impotenz

Persönliche Daten: Robert, 24 Jahre, Linkshänder
Symptome: Impotenz, schlechter Selbstwert, denkt ständig über den Tod nach

Organ: Koronarvenen/Koronararterien
Konfliktinhalt: doppelter Revierverlust

Konflikterlebnis / DHS:
Robert erlebte mit etwa acht Jahren, dass sein Vater den Liebhaber seiner Mutter verprügelte. Er war geschockt, dass die Mutter seinen Vater betrogen hatte. Robert hatte seit dieser Zeit ein schlechtes Verhältnis zu seiner Mutter, denn er machte sie verantwortlich für das zerstörte Familienleben. Als Robert 20 Jahre alt war, ging auch seine Freundin Heike mehrmals fremd.

Nichtverzeihen / Urteil: (3. Gesetz)

DHS-Urteil:
Ich kann dir nicht verzeihen, dass du fremdgegangen bist.

Entstandener Glaubenssatz: "Frauen gehen fremd"

Robert - acht Jahre alt - wurde nach dem Ereignis schlechter in der Schule. Die Lehrer ignorierte er. Er wurde zum "arroganten Typ" und blieb in der 8. Klasse sitzen. Nach dem Abitur bewarbt er sich um Arbeit, was allerdings nicht klappte. Er blieb zu Hause und ging nicht zur Universität, weil er sich dazu nicht in der Lage fühlte. Sein Selbstwertgefühl hatte sich seit den Ereignissen im 8. und 20. Lebensjahr dramatisch verschlechtert. Er fühlte sich ständig unsicher, dumm, wertlos und hässlich. Sein wirkliches gutes Aussehen, seine Erfolge, sein Abitur und seine kreative Ader sah er nicht. Er weinte oft und konnte nichts mit sich anfangen. Nach dem Erlebnis mit Heike bestimmten sexuelle Unlust und Impotenz das Liebesleben mit seinen neuen Freundinnen.

Als Robert mit 20 Jahren seine erste Liebe erlebte, zeigte ihm seine Freundin Heike, wo seine Wunde ist und was er nicht verziehen hatte, nämlich fremdzugehen. Heike ging fremd und bediente damit gemäß dem fünften geistigen Gesetz seinen Glaubenssatz.

Er war am Boden zerstört, kam aber wieder mit ihr zusammen. Das wiederholte sich mehrmals. Er dachte ständig über den Tod und den Sinn des Lebens nach. Bei anderen Freundinnen war er impotent, nur bei Heike nicht, weil sich durch sie der Konflikt löste.

DHS-Urteil:
Du, Heike, gehst fremd.

Urteil - Täterschaft
Nachdem seine Freundin Heike das Spiel des Fremdgehens mehrmals gespielt hatte, ging auch Robert einmal fremd.

Konfliktlösung:
Robert machte folgende Verzeihensübung:

Ich bin mit Andrea fremdgegangen, weil: Was du kannst, das kann ich noch dreimal besser ...

Heike, ich verzeihe dir, dass du fremdgegangen bist, weil du dachtest, dass du das, was dein Exfreund kann (Robert wusste, dass der Exfreund sie betrogen hatte und auch ihr Vater ihre Mutter wegen einer Geliebten verlassen hatte), noch dreimal besser kannst ...

Mutter, ich verzeihe dir, dass du fremdgegangen bist, weil du dachtest, dass du, was dein Mann kann, noch dreimal besser kannst ...

Robert konnte erkennen, dass Heike nicht fremdgegangen war, um ihn zu verletzen, sondern weil sie ihrem Exfreund und ihrem Vater das Fremdgehen nicht verziehen hatte. Sie hatte aufgrund ihrer Urteile gegen ihren Exfreund und ihren Vater unbewusst einen Zwang, es selbst auch zu tun. Auch die Mutter wollte Robert nicht verletzen, sondern tat es zwangsweise aus ihrem Urteil heraus. Außerdem konnte Robert erkennen, wie schnell man in das Fremdgehen hineingeraten kann, dass man nämlich fremdgeht, weil man die gleiche Wunde hat.

Robert verstand die geistigen Gesetze. Als ihm bewusst wurde, dass seine Mutter womöglich auch eine Wunde hatte, fragte er sie danach. Zu seiner Überraschung erfuhr er, dass sein Vater seine Frau bereits zu Beginn der Ehe betrogen hatte. Jetzt konnte Robert auch Mitgefühl mit seiner Mutter haben. Er konnte seiner ersten Liebe Heike und seiner Mutter verzeihen.

Heilphase:

Nach der ersten Sitzung war die Potenz von Robert bereits um 50 Prozent verbessert.

Um sie wieder vollständig zu erreichen, muss Robert sicher noch weitere Konflikte lösen, zumal er seiner Exfreundin Heike gelegentlich über den Weg läuft.

An Robert wurde sehr deutlich, wie man sich bereits als achtjähriger Junge das Leben schwermachen kann. Über alles Gesagte hinaus fällt auf, dass Robert einen unglaublichen Hass auf seine Mutter und ihren damaligen Liebhaber entwickelt hat.

Nach Mk (7,15-19) und Mt (15,1-9) - siehe die Zitate bei der Beschreibung des 3. geistigen Gesetzes - kann man erkennen, was den Jungen wirklich krank gemacht hat. Es war sein Urteil und der darin zu erkennende Hass, der aus ihm herausströmte. Robert hatte an etwas Undurchsetzbarem festgehalten, nämlich, dass seine Mutter sich so verhalten müsste, wie er es sich vorstellte. Und wenn sie nicht so war, dann hasste er sie.

Mt (5,43-44)
"Ihr wisst auch, dass es heißt (Lev 19,18): Liebe alle, die dir nahestehen, und hasse alle, die dir als Feinde gegenüberstehen.
Ich aber sage euch: Liebt eure Feinde, und betet für die, die euch verfolgen. So erweist ihr euch als Kinder eures Vaters im Himmel. Denn er lässt die Sonne scheinen auf böse wie auf gute Menschen, und er lässt es regnen auf alle, ob sie ihn ehren oder verachten. Wie könnt ihr von Gott eine Belohnung erwarten, wenn ihr nur die liebt, die euch auch lieben? Sogar Betrüger lieben ihresgleichen. Was ist denn schon Besonderes daran, wenn ihr nur zu euren Brüdern freundlich seid? Das tun auch die, die Gott nicht kennen. Nein ihr sollt vollkommen sein, weil euer Vater im Himmel auch vollkommen ist."

Auch die Dauer und die Intensität der Emotionen gegenüber der Mutter und ihrem Liebhaber spielten eine Rolle, weil sie zu weiteren Verstrickungen führten. Es entstand ein Glaubenssatz, dass alle Frauen fremdgehen.

Im "Neuen Testament" steht hierzu: "Es geschehe nach deinem Glauben." Und Roberts erste Freundin Heike bediente den Glaubenssatz prompt. Nachdem Robert seine Emotionen und Glaubenssätze aufgelöst hat, kann er jetzt erfahren, dass Frauen auch treu sein können.

Lk (7,3-4)
"Wenn dein Bruder Unrecht getan hat, dann weise ihn zurecht, und wenn er es bereut, dann verzeih ihm. Selbst wenn er sieben Mal am Tag an dir schuldig wird, sollst du ihm verzeihen, wenn er kommt und sagt: Es tut mir leid!"

Mt (6, 14-15)
"Wenn ihr den anderen verzeiht, was sie euch angetan haben, dann wird auch euer Vater im Himmel euch eure Schuld vergeben. Wenn ihr aber den anderen nicht verzeiht, dann wird euer Vater euch eure Verfehlungen auch nicht vergeben."

Das heißt übersetzt, wenn Robert seiner Mutter und ihrem Liebhaber vergibt, dann werden sich auch seine Symptome auflösen. Nicht Gott hat die Symptome festgehalten, sondern Robert selbst.

Inzwischen hat Robert allen verziehen, und es geht ihm deutlich besser. Er ist aktiver und freudiger als früher. Leider hält er immer wieder an seinem Problem und seinem Opferdasein fest, die Vergebung ist noch nicht ganz vollzogen, und ich als Therapeutin musste erkennen, dass er die geistigen Gesetze doch noch nicht wirklich verstanden hatte. Die neue Freundin hat ihn verlassen, daraufhin fiel er wieder in sein altes Muster der Verurteilung zurück, und es ging ihm wieder schlechter.

★ ★ ★ ★ ★

Kapitel 8

UNSER VERHALTEN UND DIE FOLGEN

Die vielen Fallbeispiele werden Sie nun in die Lage versetzt haben, mit den Gesetzen umgehen und die folgenden allgemeinen Überlegungen verstehen zu können. Dabei geht es um allgemeine Hinweise zum Verhalten und auch um die Nebenwirkungen unserer Gedanken, Taten und Gefühle.

Wie wir uns verhalten können

Wenn wir alles, was von außen auf uns einwirkt, sowohl alles an Nahrung, die wir für den Körper benötigen, als auch alles, was durch die Menschen und die Umwelt geistig sowie seelisch auf uns einwirkt, nicht negativ durch unser Denken belasteten, würde uns das nicht krank machen. Toxische Stoffe sind hier ausgeschlossen. Es sind vor allem die Verurteilungen, die Negativität unserer Gedanken und Handlungen und unser fehlendes Mitgefühl, was uns krank macht. Verhaltensweisen werden von uns ständig verurteilt, zu persönlich genommen und nicht neutral, das heißt, ohne Wertung wahrgenommen. Wenn uns ein Täter körperlich, seelisch oder geistig verletzt und wir uns darüber hinaus von unseren eigenen Gefühlen verleiten lassen, ihn dafür zu verdammen, macht uns dieses Verurteilen kränker. Die Gefühle können z. B. sein: Hass, Groll, Wut, Ärger, Traurigkeit, Enttäuschung, Ohnmacht und Ähnliches. Auch anhaltende Selbstanklage oder ein schlechtes Gewissen wirken sich destruktiv auf unsere Gesundheit und unser Wohlbefinden aus.

Es ist nicht so, dass Sie diese Gefühle nicht haben dürfen. Sie beginnen erst dann, einem zu schaden, wenn das Lebensgefühl insgesamt von ihnen beeinträchtigt wird. Gefühle sollten nicht an einem zehren, sie sollen uns vielmehr als Ventil dienen, kräftigen und beflügeln. Wie oft aber sind Sie nur ein Spielball Ihrer negativen Gefühle, sind ihnen gewissermaßen ausgeliefert - und das über lange Zeit?

Sind Sie in der Lage, andere Menschen mit ihren Verhaltensweisen neutral wahrzunehmen, ohne zu bewerten? Sind Sie in der Lage zu erkennen, dass Sie den Splitter im Auge Ihres Gegenübers herausziehen wollen, obwohl Sie selbst einen Balken im Auge haben? Der Täter ist nicht anders als wir. Wir sollten lernen zu erkennen, dass der Täter im Moment nicht anders handeln kann und in seinen Mustern gefangen ist. Erkennen Sie, welche Bedeutung der Täter für Sie hat.

Wir müssen lernen, unsere zwischenmenschlichen Beziehungen zu klären und unseren Tätern und uns selbst zu vergeben.

Glauben Sie, dass auch der Mensch das Göttliche in sich trägt? Bei jedem Verurteilen, trennen Sie sich ein Stück von der allumfassenden Energie Gott ab. Wenn Gott alles ist, dann ist er auch in Ihrem Täter. Sollten Sie daher meinen, ich bin nicht wie der Täter, dann sagen Sie damit auch, ich bin nicht wie Gott. Wenn Gott aber auch in Ihnen ist, diese universelle und allumfassende Energie, diese Kraft, die alles zusammenhält, dann trennen Sie sich mit dem Urteil von dieser Kraft, die Ihnen Leben schenkt.

Haben Sie vielleicht einen Streit mit Ihrem Nachbarn über Monate und hegen ständig Groll auf ihn, dann schneiden Sie sich genau an dieser Stelle von der Lebensenergie ab. Falls Sie es z. B. als Revierärger empfunden haben, dann könnten Ihr Magen, Ihr Gallengang und auch die Bauchspeicheldrüse darunter leiden.

Im Neuen Testaments steht, dass Jesus Christus Lazarus zum Leben erweckte. Das bedeutet symbolisch, dass Jesus Christus, das Sinnbild für die bedingungslose Liebe, Leben schenken kann. Übertragen auf uns heißt dies, dass wir leben, wenn wir in Liebe leben - auch unsere Zellen in unseren Organen. Es geht hierbei nicht darum, dass Sie an die Figur Jesus Christus glauben, sondern an das, was er verkörpert: die bedingungslose Liebe.

Es steht auch im Neuen Testament, dass Jesus Christus Blinde heilte (Mk 8,22), was ebenfalls symbolisch bedeutet, dass er das Licht bringt. Wenn wir die Liebe leugnen, dann fehlt uns das Licht, und somit sitzen wir in einer finsteren Welt. Im finsteren Keller finden wir auch nicht, was wir suchen. Wie wollen wir in unserem Körper unsere negativen Verhaltensweisen finden, wenn wir das Licht (die Liebe) nicht einschalten? Ein Zusammenhang ist eindeutig: Wenn wir in Liebe leben, werden wir seltener krank als die, die es nicht tun.

Vielleicht fragen Sie sich: Wieso können manche Menschen hier auf der Erde so viel Böses anrichten? Wieso werden sie nicht krank? - Ich glaube, dass jeder Mensch seine Straftaten irgendwann bereut oder einen Lagewechsel erfährt, vielleicht erst in dem Moment, in dem er stirbt und in eine andere Dimension gelangt, aber dennoch wird ihm sein Verhalten bewusst werden. Ich glaube, dass sich das Gesetz von Ursache und Wirkung durch den Tod nicht einfach auflöst.

All unsere Erfahrungen sind in uns gespeichert. So wie die Biologie in uns gespeichert ist, so sind es auch die Erlebnisse, Gefühle, Gedanken, Urteile, Taten und so weiter.

Wenn dem so ist, dass Erfahrungen über den Tod hinaus in uns gespeichert sind, muss man sich fragen: Wo sind diese Informationen gespeichert, und was passiert mit ihnen nach dem Tod, d. h. wenn wir unseren physischen Körper abgelegt haben? Diese Frage kann nicht mit Hilfe der Technik beantwortet werden, denn auf der Computertomografie des Gehirns kann man zwar die biologischen Konflikte sehen, die ein Mensch hat. Der Stand der Technik lässt aber noch nicht zu, Aufzeichnungen darzustellen, die in der Seele gespeichert sind, unabhängig vom physischen Körper.

Heute sind die meisten Menschen glücklicherweise wieder offen dafür, dass es noch mehr Dinge zwischen Himmel und Erde gibt. Das alte Wissen kehrt zurück. Ca. 500 Jahre nach Christus wurde die Reinkarnationstheorie von der Kirche abgeschafft, und wir hatten das Wissen um unsere Seele verloren, doch es scheint nun wiederbelebt zu werden.

★★★★★

Die Nebenwirkungen unserer Gedanken, Taten und Gefühle

Viele werfen der Pharmaindustrie die Nebenwirkungen der Medikamente vor, sie beschuldigen sie, uns damit zu vergiften und Krankheiten zu pflegen. Aus meiner Praxis kann ich aber auch sagen, welche Nebenwirkungen unsere Taten, Gedanken und Gefühle haben. Könnte es sein, dass der Beipackzettel unserer Taten, Gedanken und Gefühle genauso aussieht, wie das, was wir der Pharmaindustrie vorwerfen?

Markus (7,15-19), (Mt 15,17-20)
"Nichts, was der Mensch von außen in sich aufnimmt, kann ihn unrein machen; nur das, was aus ihm selbst kommt, macht ihn unrein!"
"Das, was der Mensch von außen in sich aufnimmt, kann ihn nicht unrein machen, weil es nicht in sein Herz, sondern in den Magen gelangt und dann vom Körper wieder ausgeschieden wird."

Beipackzettel für negative Taten, Gedanken und Gefühle:

Nebenwirkungen:

Unwohlsein
Kopfschmerzen
Entzündungen und Schmerzen
Blutveränderungen
Parkinson
Hauterkrankungen
Krebs
Depression
Müdigkeit
Durchfall
Schlaganfall
Multiple Sklerose
Alzheimer
Herz-Kreislaufstörungen
bis hin zum Herzinfarkt

und vieles mehr

Wir, ob "normaler" Bürger, Regierungsmitglied, Pharmaboss, Logenmitglied, Schul- oder Alternativmediziner und auch Neue Mediziner, sollten aufhören, uns selbst und anderen durch negative Taten und Gedanken im Weg zu stehen.

★ ★ ★ ★ ★

Mein Weg zu den geistigen Gesetzen

Mein Weg zu den geistigen Gesetzen begann mit den fünf Biologischen Naturgesetzen und der zugehörigen "Neuen Medizin / GNM" von Dr. Hamer. Hamers Weg zu seinen Biologischen Naturgesetzen und auch das Geschehen danach sind so voller Dramatik, Tragik und vor allem Konflikten, dass ein Romanschreiber, hätte er diese Geschichte erfunden, nicht ernst genommen werden würde.

Ich habe viel über Dr. Hamers Geschichte nachgedacht und sie zu verstehen versucht im Sinne der geistigen Gesetze. Eines ist klar: Die fünf Biologischen Naturgesetze sind in meinen Augen richtig, und Dr. Hamer hat für mich eine der größten wissenschaftlichen Entdeckungen der Menschheit gemacht. Doch er und seine Entdeckungen werden bekämpft. Die geistigen Gesetze zwingen mich nun dazu, diese Geschichte auch geistig zu betrachten. Denn auch das ist klar: Die Rolle von Dr. Hamer ist nicht nur die des Entdeckers, sondern auch die des im politischen Feld Handelnden. Er und seine unmittelbaren Mitstreiter glauben nun, mit denselben Mitteln kämpfen zu müssen - und tun das auch. Meine gut begründete Furcht ist - so sehr man auch verstehen kann, weshalb Dr. Hamer so handelt -, dass diese Art zu kämpfen der Anerkennung der fünf Biologischen Naturgesetze nicht weiterhilft. Wer die geistigen Gesetze verstanden hat, wird wissen warum. Jedoch: Was dürfen wir von den Menschen, besser hier dem Menschen, denn noch alles verlangen? Mich hat dieses Geschehen letztlich die geistigen Gesetze erkennen lassen (und dann an vielen anderen Beispielen deren Richtigkeit). Und so hoffe ich, dass alle Einsicht zeigen und auch weiterkämpfen, aber immer mit Mitgefühl, so wie es die geistigen Gesetze von uns verlangen, wenn wir gesund und heil bleiben wollen.

★ ★ ★ ★ ★

Was Nelson Mandela alle Mediziner über das Verzeihen lehren könnte

Ob nun vor 2000 Jahren oder in der jüngsten Gegenwart, wir bekommen immer wieder Gelegenheiten aufzuwachen.

Nelson Mandela statuierte bereits ein wunderbares Exempel. Jahrelang kämpfte er gegen das Apartheidsregime, 28 Jahre verbrachte er im Gefängnis und letztendlich wurde er der Präsident von Südafrika, so gründete Nelson Mandela die "Wahrheits- und Versöhnungskommission".

Nelson Rolihlahla Mandela wurde am 18. Juli 1918 im Dorf Qunu in der Nähe von Umtata, Transkei geboren. Sein Name "Rohlilahla" bedeutet Störenfried. Es klingt schon fast ironisch, wenn man bedenkt, dass er in Südafrika einen Übergang von der Apartheid zu einem demokratischen Staatswesen geschaffen hat. In den 30er Jahren kam es zu Rassentrennungsgesetzen, die Schwarzen hatten keine Rechte mehr. Bereits mit 22 Jahren arbeitete Nelson Mandela als Minenaufseher in Johannesburgs Kronenminen. Die unglaublich verwahrlosten und trockenen Orte, die abgekämpften schwarzen Männer, die Armut und die rücksichtslose Ausbeutung schürten Mandelas Empörung. 1944 gründete Mandela mit anderen die *ANC Youth Leaque* als Reaktion auf die Ungerechtigkeit und die nicht tolerierbaren Gesetze.

Er wurde Präsident dieser Vereinigung und gründete nach seinem Studium 1952 die erste schwarze Anwaltskanzlei. Er wurde dazu berufen, Streiks, Proteste und Demonstrationen zu organisieren. Mandela stellte während dieser Zeit fest, dass die Regierungspolitik der Isolierung, Bantustan genannt, ein politischer Schwindel war. Dies, so sagte er voraus, würde zu Verfolgungen, staatlichem Terror und Deportationen führen.

In den späten 1950ern war er einer der Beschuldigten in dem berühmten Verratsprozess der südafrikanischen Regierung gegen den ANC. Der ANC wurde nach dem Sharpville Massacre von 1960 als politische Partei verbannt, Mandela wurde bis 1961 inhaftiert. Nach seiner Freilassung führte er heimlich einen Feldzug für eine neue Staatsordnung. Umkhonto we Sizwe (MK) wurde im gleichen Jahr als militärischer Zweig des ANC gegründet. Dieser Zweig übte unter Mandelas Führung Anschläge auf Regierungs- und Wirtschaftsziele aus.

Im Jahre 1962 verließ Mandela das Land und wurde in Angola militärisch ausgebildet. Von dort aus leitete er die Ausbildung anderer MK-Mitglieder. Bei seiner Rückkehr nach Südafrika wurde er an der Grenze "wegen öffentlicher Unruhestiftung" verhaftet. Er führte seine eigene Verteidigung, wurde aber trotzdem zu fünf Jahren Gefängnis verurteilt. Während dieser fünf Jahre wurde er zusätzlich im Rivonia-Prozess angeklagt. Seine Verteidigung endete mit den berühmten Worten: "Ich habe das Ideal der demokratischen und freien Gesellschaft, in der alle Personen in Harmonie zusammenleben, immer geschätzt. Es ist ein Ideal, für das ich lebe, und ich hoffe, es eines Tages erreichen zu können. Und falls es nötig ist, ist es ein Ideal, für das ich bereit bin zu sterben."

Er wurde für schuldig befunden und auf Lebenszeit zur Haft nach Robben Island gebracht, was als eines der strengsten Gefängnisse galt. Als Farbiger war es noch unangenehmer.

Der Umschwung zum Besseren begann, als Mandela mit drei weiteren politischen Gefangenen von Robben Island ins Pollsmor Gefängnis verlegt wurde. Hier durfte er zum ersten Mal Besuch bekommen und mit ihnen im selben Raum sitzen, nicht wie zuvor nur hinter einer Glasscheibe. Hier sah er zum ersten Mal seine gesamte Familie.

1990 bei der Eröffnungsrede des Parlaments sagte de Klerk, der damalige Staatspräsident, dass alle politischen Gefangenen freigelassen würden. Und er erklärte, dass auch der ANC mit insgesamt 32 anderen politischen Organisationen "entbannt" würde. Am 11. Februar 1990 wurde Nelson Mandela entlassen. In den Jahren danach fanden intensive Verhandlungen zwischen Vertretern aller Bevölkerungsgruppen über die Zukunft Südafrikas statt. Unter schwierigen Bedingungen wurde ein Kompromiss über eine Übergangsverfassung erreicht, die für eine begrenzte Zeit die Teilnahme aller Rassen an der Regierung festlegte. Für diesen Mut, neue Wege zu gehen, bekamen de Klerk und Mandela 1993 den Friedensnobelpreis.

Im April 1994 fanden die ersten demokratischen Wahlen statt, an der alle Südafrikaner teilnehmen konnten. Am 10. Mai 1994 wurde Nelson Mandela Präsident der Republik Südafrika. Die Regierung der nationalen Einheit (Government of National Unity - GNU) wurde gegründet, sie sollte die Unterschiede zwischen Wohlstand und Armut verringern und die Lebensbedingungen der weißen und schwarzen Südafrikaner angleichen. Elendsviertel wurden durch neue Häuser ersetzt, Krankenpflege und erweiterte Bildungsmöglichkeiten für Ärmere wurden eingeführt.

Außerdem plante Mandela eine nationale Versöhnung. Er hielt es für wichtig, den Weißen klarzumachen, dass sie keineswegs unter der neuen Regierung leiden müssten. Weiße Südafrikaner sollten auch ihre Fehler der Vergangenheit eingestehen, so dass es Verständnis und Vergebung geben konnte. Mit der Beruhigung der Weißen war er erfolgreich: Er plante beispielsweise ein Versöhnungsmittagessen, zu dem er die Frauen und Witwen der ehemaligen Apartheidanführer und schwarzer Aktivisten als auch einige von deren früheren Gegnern einlud. Er hoffte, dass beide Seiten sich dadurch gegenseitig besser verstehen würden. Er lud auch Percy Yutar ein, den Ankläger des Rivonia Gerichtsverfahrens. Nachdem dieser Richter die Gruppe der ANC-Aktivisten mit Nelson Mandela zu lebenslänglichem Freiheitsentzug verurteilt hatte, sagte er, dass er enttäuscht sei, dass sie nicht gehängt werden würden. Er war nicht nur erstaunt, dass er mit dem Präsidenten zu Mittag aß, sondern auch, dass Mandela keinen Hass gegen ihn hegte.

Mandelas zweiter Teil der Versöhnungsstrategie beinhaltete die Erstellung der "Wahrheits- und Versöhnungskommission" (Truth and Reconcilation Commission - TRC), die am 15. April 1996 gegründet wurde. Die TRC konnte Zeugen aufrufen und Anhörungen über die Aktivitäten von Einzelnen während des Apartheidregimes abhalten. Ziel war es, die Wahrheit über vergangene Unmenschlichkeiten und Ungerechtigkeiten an die Öffentlichkeit zu bringen, Gewalt gegen Mitmenschen zu gestehen und Begnadigung zu erbitten.

Wer sich öffentlich zu seinen Taten bekannte, dem wurde meist vergeben. Mandela setzte sich dafür ein, dass sich Täter und Opfer von Angesicht zu Angesicht beim Ausschuss gegenübersitzen mussten. Der Täter durfte sich zu seinen Taten bekennen, und das Opfer durfte Vergebung schenken. Dies war sicherlich Heilung für beide. Der Täter konnte Schuld verlieren und das Opfer seine Emotionen von Hass und Trauer, was bestimmt zur Genesung beitrug.

Es gab auch viele Täter, die unzählige Menschen umgebracht hatten. Aber auch ihnen haben viele Menschen verzeihen können, wobei sie Schmerz über ihre Verluste, aber auch für die verlorenen Seelen dieser Täter empfanden. In Südafrika hielt man nichts von einer Unterteilung in Sieger und Besiegte, um der Verbrüderung kein weiteres Hindernis in den Weg zu stellen.

Es gab auch Protestaktionen, in denen die Bestrafung der weißen Missetäter gefordert wurde. Aber Präsident Mandela ermahnte das südafrikanische Volk, sich von der Vergangenheit abzugrenzen und nicht die gleichen Fehler wie früher zu begehen. Die Schuldigen wurden nicht wie im Nürnberger Prozess vor ein Tribunal oder Gericht gestellt, sondern sie wurden aufgefordert, ihre Vorgehensweise und Motive zu erklären. Viele erhielten aufgrund ihrer Reue eine Begnadigung. Natürlich war es für die Opfer nicht leicht, den Mördern ihrer Familienmitglieder zu vergeben; manche haben es auch bis heute nicht getan. Es ist auch nicht einfach, die Gnade anzunehmen, wenn man erst einmal begriffen hat, was man viele Jahre lang getan hat. Dazu gehört das echte Bereuen der Taten und die Fähigkeit, sich selbst vergeben zu können.

Vergeben, ohne zu vergessen" war der Grundgedanke der TRC. Sie gab den Tätern die Gelegenheit, ihre Verbrechen wiedergutzumachen, indem sie ihnen die Chance dazu gab: durch die Hilfe beim Aufbau des neuen Südafrikas. Damit lastet keine ewige Schuld auf der weißen Rasse. Der Fokus war nicht auf die Täter mit ihren Taten, sondern auf die Opfer und ihre Genesung gerichtet. Das Ziel war es, eine Gesellschaft zu erschaffen ohne Menschenrechtsverletzungen. Nelson Mandela war klar, dass Gewalt und Hass nicht durch Gewalt und Hass bekämpft werden können. Es bedarf einer großen Kraft und Überzeugung an das Gute, um seinem langjährigen Feind, der gemordet, vergewaltigt, missbraucht, erniedrigt und unterdrückt hat, vergeben zu können.

Nur mit dieser Größe und Weitsicht war ein versöhntes Land, in dem jeder stolzer Mitbewohner ist, möglich gewesen. Es ist einzigartig in der Geschichte, dass es eine Regierung gab, die sich dafür einsetzte, dass Vergebung und Versöhnung zwischen Tätern und Opfern angestrebt wurde, und mit Sicherheit wurde durch den TRC-Ausschuss ein Bürgerkrieg verhindert. Durch diesen Ausschuss kamen unverhüllt die Taten ans Tageslicht, die erschütternd und von Menschenverachtung geprägt waren. Aber gerade durch diese Art der Vergebung von Angesicht zu Angesicht war zu erkennen, welche Größe die Opfer hatten. Nelson Mandela und die Menschen in Südafrika sind ein wunderbares Beispiel, was möglich ist und auch im Streit um die Medizin möglich sein könnte.

Nelson Mandela ist ein sehr weiser Mann, denn er hat die Botschaft verstanden, dass das Gesetz "Auge um Auge" längst überholt ist, da es nur weiteres Karma schafft. Damit tritt wieder das Gesetz von Ursache und Wirkung in Kraft, das die Menschen unfrei macht. Im Neuen Testament steht hierzu: *"Richtet nicht, auf das ihr nicht gerichtet werdet."*

Die Menschheit wird sich immer weiter in Karma verstricken, wenn sie nicht aufhört, zu urteilen und nach Vergeltung zu trachten. Sie würde sich selbst zerstören. Nur mit dem Verzeihen, Vergeben und der Versöhnung ist wirkliche Heilung und eine bessere Zukunft möglich.

Natürlich brauchen wir dazu auch einen "de Klerk" und eine "Wahrheits- und Versöhnungskommission" in unserer Regierung bzw. in unserem Gesundheitswesen.

Auch Mahatma Gandhis Zitat "Auge um Auge - und die ganze Welt wird blind sein" hat uns gezeigt, wohin der alte Weg der Vergeltung führt. Die Menschheit ist schon so blind geworden, dass sie nicht mehr erkennt, was sie krank macht.

Wir brauchen kein Tribunal. Sinnvoller ist eine Bereinigung der Beziehungen zwischen Tätern und Opfern, damit der "Krebs" in der Gesellschaft aufhört. Wir dürfen lernen, unsere zwischenmenschlichen Beziehungen nicht mehr mit dem Prinzip "Auge um Auge" zu lösen, sondern mit der Liebe und dem Mitgefühl. Und das von beiden Seiten.

So wie es jeder Einzelne bei seinen eigenen Konflikten tun darf, so sollten wir es auch im Allgemeinen halten, wobei auch hier gilt: "Vergeben, ohne zu vergessen". Wir sollten lernen, den Tätern eine Chance zu geben, ihre Motive und Umstände zu erklären, damit wir wissen, was wir ihnen vergeben. Und wir sollten den Tätern die Möglichkeit der Wiedergutmachung geben, indem sie mit allen zusammen an einer besseren Zukunft im Gesundheitswesen mitarbeiten. Die Täter sollten Verantwortung für ihre Handlungen übernehmen können. Oder wie möchten Sie behandelt werden für Ihre Handlungen, die Sie heute bereuen? Würden Sie sich nicht auch über eine zweite Chance freuen?

Bei einem Tribunal im Gesundheitswesen hätten wir immer noch den Fokus auf dem Täter gerichtet statt auf das Opfer. Wir dürfen nicht vergessen, dass es um das "Heilwerden" geht und nicht um das Anklagen. Wenn wir das Anklagen in den Vordergrund stellen, erschaffen wir uns ständig neue Probleme. Fast alle, die bisher mit dem Thema "Schulmedizin - GNM" in Kontakt kamen, haben sich in ein Urteil verstrickt. Entweder fällen sie das Urteil über die Erkenntnisunterdrücker und die Schulmedizin oder über Dr. Hamer und die GNM und lassen sich somit zu Handlungen hinreißen, die nicht mehr viel mit Mitgefühl zu tun haben. Leider erzeugen diese Taten und auch die Urteile zwangsläufig wiederum neue Probleme.

Je mehr wir uns über das Urteilen und Handeln der Vertreter der Schulmedizin oder der GNM aufregen, umso mehr bekommen wir gleiche Verhaltensweisen in unserem Leben präsentiert. Und: Wir merken es nicht einmal!

Wir sollten den Fokus auch auf den Täter richten, um seine Motive und Umstände zu ergründen. Daraus lernen wir. Ich habe es erfahren, und ich weiß, dass wir nicht einfach nur Täter werden, ohne vorher Opfer gewesen zu sein - und umgekehrt. Das heißt, auch der Täter hat eine Wunde. Solange niemand anfängt, Jesus, Gandhis oder Mandelas Botschaft umzusetzen, braucht er nicht auf Veränderung zu hoffen. Doch wenn Sie die geistigen Gesetze verstanden haben, dann werden Sie auch wissen, dass Sie über Ihr Mitgefühl, Ihr Verzeihen und Ihr Entschuldigen helfen, die Welt zu verändern.

★ ★ ★ ★ ★

Informationen zu Nelson Mandela von www.exil-club.de/html/30_projekte/32_projekte_02/biografien/mandela vom 17.10.2007

Kapitel 9

FALLBEISPIEL VON PROF. DR. HANS-ULRICH NIEMITZ – HERZPROBLEME, KNOCHENSCHMERZEN UND LYMPHOM SOWIE EINE ÖFFENTLICHE ENTSCHULDIGUNG

Im Vorwort hatte ich angekündigt, dass ich erzählen werde, wie mich das Wissen um die geistigen Gesetze verändert hat. Damit Sie dies verstehen, muss ich mit meiner Geschichte im Jahr 2000 beginnen. Damals war ich schon fünf Jahre lang Fachhochschullehrer in Leipzig gewesen. Generell bin ich ein Mensch, der gerne Welträtsel löst. Darunter tue ich es nicht. Krebs ist solch ein Welträtsel, und ich hatte es als unlösbar eingeschätzt. Ein anderes Welträtsel, das mich umtrieb, war, die Ethik richtig zu verstehen.

Im Jahr 2000 fand ich auf dem Flohmarkt das Buch "Krebs - Krankheit der Seele" von Dr. Hamer und kaufte es für vier Mark. Dr. Hamer war mir bekannt über den Fall "Olivia", den ich damals nur am Rande verfolgt hatte, weil ich mich beruflich in Leipzig durchsetzen musste. Selbstverständlich schätzte ich ihn als einen der üblichen Krebsheiler ein. Doch schon beim ersten Durchblättern dieses Buches - noch auf dem Flohmarkt - wurde mir klar: "Der hat's rausgefunden!" Und so begann ich die damals Neue Medizin zu studieren, ich entdeckte (erst!) nach einem Jahr, dass es NM-Internetseiten gibt und in vielen Städten Stammtische. Die Abwehr der Schulmediziner erzürnte mich und wurde von mir auch ethisch bewertet. Dieser Fall ist ein Paradebeispiel, wie eine revolutionäre wissenschaftliche Erkenntnis unterdrückt wird und wie diese Unterdrückung millionenfach Leid und Elend über die Menschen bringt.

2003 fuhr ich dann einfach zu Dr. Hamer nach Spanien - diesen Mann musste ich persönlich kennen lernen. Wir diskutierten das Geschehen um ihn und die Neue Medizin auch unter wissenschaftstheoretischen und wissenschaftshistorischen Aspekten. Noch 2003 schrieb ich ein "professorales" und damit wissenschaftliches Gutachten zur Neuen Medizin, das veröffentlicht wurde (18.08.2003). Auf die daraufhin folgende Stellungnahme der Universität Tübingen (Keuth 15.09.2003 und Rassner 30.10.2003; 17.11.2003 an das Verwaltungsgericht Sigmaringen; 19.12.2003 an Dr. Hamer, kurz danach Kenntnisnahme meinerseits) reagierte ich mit einer "Stellungnahme zur Stellungnahme" (18.03.2004), und 2006 hielt ich eine scharfe, auch die Tübinger Medizin-Ethiker angreifende Rede auf einer Neuen-Medizin-Demonstration in Tübingen (13.05.2006).

Als ich 2004 auf einem Neue-Medizin-Seminar Marion Kohn kennen lernte, erklärte sie mir die geistigen Gesetze. Sie machte sich große Sorgen darum, welche Auswirkungen das Gutachten und die Stellungnahme zur Stellungnahme - und auch zukünftige unbedachte Taten, wie dies ja dann meine Tübinger Rede war - auf mich haben könnten. Ich verstand damals die geistigen Gesetze und die Zusammenhänge mit meinen Taten noch nicht ganz, behielt aber alles Gesagte im Hinterkopf. Denn mir war klar: Da musste etwas dran sein.

Drei Jahre später traf mich ein biologischer Konfliktschock. Für Marion Kohn kam das nicht unerwartet, wohl aber für mich. Es gab übrigens einen nachträglich gut erkennbaren Richtungswechsel (RW) bei mir, und der setzte in dem Jahr vor dem Konfliktschock ein. In meinem Leipziger NM-Studienkreis (früher NM-Stammtisch) bezeichnete ich sozusagen halböffentlich und wieder einmal die Ärzte als Kriminelle.

Und dabei schaute ich eine Ärztin an, die an der Sitzung teilnahm. Doch da sie dort saß und uns zuhörte, konnte das, was ich da sagte, nicht stimmen – und generell wurde mir klar, dass mit solchen Beschimpfungen kein Vorankommen möglich ist. Ich hatte etwas Mühe, keine Beschimpfungen mehr von mir zu geben. Und wenn es mir dann doch wieder passierte, hatte ich ein Gefühl der Scham. Ich wollte so nicht mehr sein, wollte so nicht mehr handeln.

In einer meiner Lehrveranstaltungen hatte ich einen mir sehr sympathischen und dazu sehr intelligenten Studenten kennen gelernt. Wir wurden bald Freunde, und alle unsere wunderbaren Diskussionen fanden zwischen uns als gleichwertige Partner statt. Er lernte meine zum Teil sehr unkonventionellen Ansichten kennen, und er bremste mich oft in meiner ungestümen und oft unbedachten Art, was mir sehr gut tat. Und dann brach er plötzlich in einen Teilbereich meines Fachgebietes, also in mein "Revier", ein. Er hatte einen Aspekt, mit dem ich mich nicht beschäftigt hatte, gründlich bearbeitet und mich dabei hinsichtlich meiner Gesamtschlussfolgerungen so sehr widerlegt, dass ich (oder eben das "biologische Wesen" in mir) Angst bekam, mich zu blamieren und nicht mehr als einer der Größten in diesem Fachgebiet gelten zu können. Dies wurde mir schockartig klar während eines Vortrags, den er hielt (DHS: Revierverlust, dazu auch Selbstwerteinbruch). Und ich bekam Angst, dass unsere Freundschaft zerbrechen könnte, denn in unseren Diskussionen verloren wir immer mehr das Mitgefühl für den anderen – so zu argumentieren hatte er ja u. a. auch von mir übernommen ...

Ich hatte – was ich anfangs selbstverständlich nicht wusste – zwei große Konfliktthemen zu bearbeiten. Zuerst das, welches das Herz betraf (Revier, Überforderung [Myokard] und Attacke [Herzbeutel]), und zweitens das, welches das Lymph-Knochensystem betraf (Selbstwerteinbruch).

Nun das Ganze noch einmal formal-schematisch.

Persönliche Daten:	männlich, 1946 geboren, Linkshänder
Symptome/ Konfliktbereich 1:	Angina pectoris, Zwangsdenken, Schlafstörungen, später Myokard-Herzinfarkt (Konfliktbereich 2 ist der Selbstwerteinbruch)
Organe:	Koronararterien, aber organisch zum Großteil geschützt durch eine Konstellation (hängender Erstkonflikt [Hamerscher Herd links] mit den mich mobbenden Hochschulen Leipzig und Tübingen; "die Waage" ließ die Hamersche Herdaktivität rechts überwiegen). Herzmuskel (dann mit obligatem Myokard-Herzinfarkt nach der Lösung) und Herzbeutel (im Thorax-CT war in der pcl-Phase ein milder, einseitiger Herzbeutelerguss zu sehen).
Konfliktinhalte:	Revierverlust, Herzüberforderung und Herzattacke (das Ganze war mir eine Herzensangelegenheit, ich nahm es mir zu Herzen).

Konflikterlebnis/DHS:

ein öffentlicher Vortrag meines Freundes ließ mich erkennen: Ich werde wohl im Irrtum sein und das öffentlich eingestehen müssen.

Meine Bearbeitung des Konfliktbereichs 1 gemäß der geistigen Gesetze - dies mit Hilfe von Marion Kohn - lief folgendermaßen ab:

Das Urteil

Ich formulierte mein Urteil, d. h. meinen Vorwurf gegenüber meinem Freund. "Du dringst in mein Revier ein, vertreibst mich und bist besser als ich." Er ist bzw. war der ungewollte Täter. Er hatte hinsichtlich dieser Auseinandersetzung kein Mitgefühl mit mir, und ich hatte auch kein Mitgefühl mit ihm - meinem Gegner (PVS).

Nun galt es herauszufinden: Wo hatte ich mich früher so verhalten, dass ich bei einer Person in ihr Revier eingedrungen war und (vielleicht) auf ihrem ureigensten Gebiet auch noch besser gewesen war als sie?

Seit der Schulzeit war ich mit H. befreundet. Sie ist Ärztin geworden. Ihr wollte ich nun die Neue Medizin nahebringen, doch ihr gefiel überhaupt nicht, dass ich als Nichtmediziner ihr etwas über Medizin erzählen wollte und sie hinstellte, als wäre sie als Schulmedizinerin schlicht ignorant, wenn sie so etwas nicht schon wusste. Ich konnte unsere Freundschaft nicht aufrechterhalten, weil ich bei einer wirklichen Freundin in unseren Gesprächen ein "Tabuthema" nicht aussparen konnte, ein Thema, das eben nicht angesprochen werden durfte. Ich meine, H. ist für mich die personifizierte Ärzteschaft. Und die Ärzteschaft als Ganzes hatte ich auch und gerade mit meinem Gutachten und den zugehörigen Texten aufs Schwerste angegriffen.

Also: Ich bin in das Revier von H. und der Ärzteschaft eingedrungen und vermittelte ihnen, dass ich (vielleicht) auf ihrem ureigensten Gebiet besser war als sie.

Konfliktlösung

Ich entschuldigte mich geistig bei H. und auch bei allen Schulmedizinern, dass ich in ihr Fachgebiet bzw. Revier eingedrungen war und ihnen - dies eben ohne Mitgefühl - deutlich gemacht hatte, dass ich in bestimmter Hinsicht mehr und neue Sachverhalte wusste als sie - und dies auf ihrem ureigensten Gebiet, der Medizin.

So konnte ich dem Studenten und Freund verzeihen, dass er in mein Fachgebiet bzw. Revier eingedrungen war und um die Sachverhalte besser Bescheid wusste als ich. Die Freundschaft mit ihm beendete ich - dies in einem langen Gespräch mit ihm. Ich musste noch den dramatischen Weg der biologischen Lösung gehen, anders konnte ich die Situation nicht meistern (oh, wie tat das weh). Aber generell waren das Mitgefühl und die Liebe wieder ganz hergestellt. Ich musste ihn nicht mehr als Feind ansehen. Durch die Beendigung der Freundschaft löste sich der Konflikt biologisch, was mich - wie schon beschrieben - in ein biologisches Lösungsgeschehen brachte. Und das ziemlich heftig, hatte der Konflikt doch etwa sieben Monate angedauert.

Ich erkannte durch die geistigen Gesetze, dass es nicht immer sinnvoll ist, den Konflikt "klassisch" biologisch zu lösen. Hätte ich dies versucht, hätte ich ohne Mitgefühl für mein Gegenüber um mein Revier kämpfen müssen und dabei wissenschaftlich zeigen müssen, dass ich Recht habe. Bei diesem Weg - den Moment passend gewählt - hätte ich wohl meinem Studenten meinerseits einen Konflikt verpasst. Und das hätte das Ursache-Wirkungsspiel nur weitergetrieben. Wahrscheinlich habe ich ihm dennoch ein DHS verpasst, nur ein anderes und dies als ungewollter Täter. Wie angedeutet: Ich konnte nicht anders. Das Wichtigste war, dass ich erkennen konnte, dass ich weder bei H. noch bei den Medizinern Mitgefühl gezeigt hatte.

Ich ließ nun hinsichtlich des Konfliktes mit dem Studenten meinen alten Geltungsbereich (das Revier) los. "Ich räumte das Feld." So blieben mir zum einen die Neue Medizin / GNM nach Dr. Hamer und zum anderen die Ethik als mein professionelles Betätigungs- und Forschungsfeld (und dazu die Technikgeschichte - sozusagen professionell, aber nebenbei). Im Verständnis der Ethik war ich schon lange eigene Wege gegangen (wie könnte es anders sein), war hier aber vergleichsweise milde im Umgang mit denen, die mein Ethikverständnis nicht teilten (ausgenommen bei den Diskussionen um Ethik mit dem Studenten - und selbstverständlich meine Tübinger Rede).

Mein Ethikverständnis bzw. eben "meine Ethik" konnte so gut wie alle ethischen Fragen beantworten, die bisher die anderen Ethiker und Philosophen nicht beantworten konnten. (Dieser letzte Satz wird Ihnen wahrscheinlich sehr arrogant und vor allem "verurteilend" vorkommen. Ich verurteile hier aber nicht, sondern sage nur: Jeder, der die Prämissen meines Ethikverständnisses teilt, wird zum selben

Ergebnis bzw. zu denselben Ergebnissen kommen. Diese Prämissen - hier nicht dargestellt - sind einleuchtend und sogar Grundprinzipien unseres gesellschaftlichen Zusammenlebens. Wenn ich hier also "unethisch" schreibe, heißt das nicht verurteilend "unmoralisch", sondern nur "die genannten Prämissen verletzend".) Ich konnte zeigen, dass Atomkraft und Organtransplantation unethisch sind. Ich hatte auch vermutet - dies von praktischen Arbeiten hinsichtlich der Internetökonomie angeregt -, dass die Zentralbank und damit auch das von ihr emittierte Geld unethisch sind. Ich konnte aber die Vermutung lange Jahre nicht beweisen. Und dann, im Sommer 2008 und dies nach meinen Verzeihensritualen, fand ich den Beweis.

Verkürzt gesagt: Das heutige zweistufige Bankensystem mit der Zentralbank und den ihr zuarbeitenden Geschäftsbanken ist ein Kartell, das niemand als Kartell, damit als etwas Unethisches bzw. als eigentlich Ungesetzliches erkennt. Wir erkennen dies nicht, weil es ja gesetzlich abgesichert ist. Aber: Diese Gesetze sind unethisch. Kein Wunder, dass es mit diesem unethischen Geld und den zugehörigen Institutionen, eben der Zentralbank und den Geschäftsbanken, zu Finanzkrisen kommen muss. (Ich bin nicht der Erste, der dies - "Kartell" - sagt. Aber ich kann meine Argumentation ethisch begründen, ebenso auch den Reformvorschlag. Und dies hat eine neue Qualität und bringt politische Sicherheit, weil es eben ethisch abgesichert ist. Es wird nicht moralisiert und damit nicht verurteilt.)

Diese Erkenntnis bewegte mich zutiefst und war ein Geschenk für mich bzw. für das biologische Wesen in mir: Ich durfte etwas Grundsätzliches und zusätzlich aktuell Brisantes entdecken. Ich sehe es so, dass dies nur als Folge meines veränderten Verhaltens geschehen konnte. Denn mit dieser neuen Erkenntnis, die ja über Wissenschaft und Ethik hinaus eine politische ist (das System der Geldemission muss völlig anders, nämlich ethisch gestaltet werden), gilt es, sehr vorsichtig umzugehen - eben im Sinne der bedingungslosen Liebe. Wenn ich politisch werden sollte - so ähnlich wie Dr. Hamer dies ja auch hinsichtlich seiner Entdeckung tut -, dann muss ich als Erstes die Kartellkonstrukteure verstehen (Mitgefühl haben) und als Zweites ihnen verzeihen. Dann aber geht es auch darum, meine Ideen zu veröffentlichen und Mitstreiter zu finden, auf dass die Geldemission ethisch werde, es keine Finanzkrisen mehr geben kann und so generell "die Welt besser wird".

So gilt: Mein Verhalten hat sich grundlegend geändert. Ich gehe heute zunehmend mit Liebe, Respekt, Mitgefühl und Verständnis auf die mir begegnenden Menschen ein - gerade auch, wenn sie ganz anderer Meinung sind als ich.

Heilphase

Meine Angina pectoris verschwand, meine Hände wurden warm und ich schlief wieder durch. Der Attacke-Konflikt gegen das Herz war gegenstandslos geworden, was zu einem kleinen, für mich gar nicht zu bemerkenden einseitigen Herzbeutelerguss führte. Aber der gelöste Überforderungskonflikt führte zu einem deutlich spürbaren Myokard-Infarkt. Nach dieser Myokard-Epikrise konnte ich in einem Gehirn-CT sehen, dass alle Herz-Konflikte in Lösung waren. So konnte ich in Ruhe mein Herz sich zu Ende heilen lassen.

Schon vor der Myokard-Epikrise wurde ich medizinisch über EKG und Blutwert-Analysen überwacht. Ich bekam Albumin-, Vitamin-B12-, Eisen- und Folsäuren-Infusionen bei meinem Hausarzt. Außerdem Fußreflexzonen- und eine Entgiftungstherapie. Nach einigen Monaten waren - wie gesagt - die Herzbeschwerden verschwunden, und ich fühlte mich wieder fit.

Das Geschehen zum Selbstwerteinbruch

Im Sommer 2008 kurz nach Abschluss meiner Herzprogramme - oder auch kurz davor - kam ich in eine weitere und andere

Heilungsphase. Mein Selbstwerteinbruch-Konflikt löste sich, dies - wie ich jetzt weiß - wegen meiner "ethischen Entdeckung" zum Geld.

Das Biologische Sonderprogramm beim Selbstwerteinbruch beinhaltet in der konfliktaktiven Phase Abbau von Knochensubstanz und in minderschweren Fällen auch der Lymphdrüsen, der Muskeln und Sehnen (bei mir waren die Knochen und das Lymphsystem betroffen). Nach der Konfliktlösung wird das Abgebaute wieder aufgebaut - und zwar überschießend, d. h. die Knochen und Lymphdrüsen sind dann stärker als zuvor: fit für den nächsten Konflikt. Dieser Aufbau wird von den Medizinern als Krebs interpretiert, weil man ja Zellwachstum erkennen kann. Und dieses Wachstum, weil unverstanden, wird als bösartig interpretiert. Man versteht nicht, dass dieses Wachstum zielorientiert ist. Während der Heilphase können durchaus gefährliche Situationen auftreten. Wenn die konfliktaktive Phase sehr lang war, dann treten beim Auf- und eben auch Umbau - insbesondere in der Epikrise, in der "alles" maximal angeschwollen ist - manchmal Probleme auf, die für die betroffene Person beängstigend sind. So geschah es letztlich auch bei mir.

Was geschah genau? Ich bekam Knochenschmerzen in den Rippen, in den Hüften und in der Wirbelsäule. Die daraufhin erstellten CTs und Röntgenaufnahmen ließen die Radiologen und dann auch die anderen Ärzte mich voller Knochenmetastasen sehen. Sie empfahlen mir, den Primärtumor zu suchen. Den gab es selbstverständlich nicht.

In dieser Zeit hatte ich Fieberschübe. Etwa sechs Monate nach Beginn der Knochenschmerzen hatte ich ein Taubheitsgefühl generell auf der Haut und dann auch ziemlich plötzlich unterhalb des Brustkorbes bis hinunter zu den Beinen - und dann kam es zu einer Lähmung der Beine. So ließ ich mich schnellstens zur Notaufnahme in ein nahegelegenes Krankenhaus bringen. Dort wurde ich dann an einem Brustwirbel operiert, weil der eine Spinalgangverengung aufwies. Das bei der Operation entnommene Gewebe wurde untersucht und führte zur Diagnose "malignes Non-Hodgkin-B-Zell-Lymphom", d. h.

Lymphdrüsen- und "Lymphzellen"-Krebs, der sich auch auf die Knochen auswirkt. Die mir angetragene Chemotherapie lehnte ich entschlossen, aber dabei doch in aller Liebe meinen Ärzten verbunden, ab. Ich verstand und teilte ihre Sorge um mich, aber einiges wusste ich eben besser und musste dem in meinen Entscheidungen folgen.

Die Diskussionen mit den Ärzten erschütterten mich sehr, insbesondere das biologische Wesen in mir. Ich versuchte, den Ärzten zu erklären, dass das Geschehen in meinem Körper sinnvoll sei und dass Chemotherapie kontraproduktiv ist. Sie konnten mir auch keine wissenschaftlichen Studien zeigen, die beweisen, dass Chemotherapie nützt. Ich aber hatte welche, die bewiesen, dass sie gar nichts nützen (Arbeiten von Ulrich Abel, Mediziner und Mathematiker). Ich sagte, wir können ja mit mir als erstem Probanden, der keine Chemotherapie macht, eine Studie beginnen. Wir bräuchten nur noch ca. 20 oder 40 andere, die auch keine Chemotherapie nehmen, dann vergleichen - und schon hätten wir eine wundervolle Studie. Das wollten sie aber nicht. Ich erklärte ihnen, meine Berechnungen würden zeigen, dass ich spätestens im Juli mein biologisches Sonderprogramm beenden würde. Dann würde ich hinsichtlich des malignen Non-Hodgkin-B-Zell-Lymphoms wieder gesund sein. Und ich würde sie dann gerne besuchen. Dazu sagten sie mir und dies ins Gesicht: "Im Juli? Da sind Sie doch längst tot!" Das war am 31.03.09. Mein Intellekt wusste, dass dem nicht so sein würde, aber mein kleines biologisches Wesen in mir erschreckte sich im wahrsten Sinne des Wortes zu Tode.

So geschah es, dass ich einen Schreck-Angst-Konflikt - die Stimme betreffend - bekam. Man bemerkt diesen aber erst zu Beginn der Lösungsphase. Und so war es. Am 03.07.09 - also zwei Tage lief der Juli schon, und ich lebte immer noch - löste sich dieser Konflikt, und meine Stimme war ab 00.00 Uhr am 3. Juli 2009 heiser. Ich weiß die Uhrzeit so genau, weil ich verspäteten Besuch erwartete und dieser um Mitternacht erschien - und als ich ihn begrüßte, war ich heiser. Minuten zuvor bei einem Telefonat war dies noch nicht der Fall gewesen. Weil man bei diesem Programm nur bis zur Heilkrise heiser ist - so sagte mir ein NM-Fachmann -, weiß ich also, dass etwa am 22.08.09 die Heiserkeit vorbei sein würde, und so war es auch.

So ging ich also ohne Chemotherapie vom Krankenhaus in die Rehabilitationsklinik, in der man mir hinsichtlich des Wiedergewinns meiner körperlichen Kräfte ein ganzes Stück weiterhelfen konnte. Nun bin ich zu Hause, und es geht mir weiterhin hinsichtlich der Operationsfolgen (Koordinationsprobleme bei Bewegungen) - wenn auch sehr langsam - immer besser. Die Knochenschmerzen sind - dies genau ein Jahr (!) nach der Selbstwerteinbruchkonfliktlösung - völlig verschwunden, was bedeutet, die Heilphase des SBS Selbstwerteinbruch war zu diesem Zeitpunkt beendet. Die Heilphase dauerte so lange, weil die Zeit vom Konflikteinschlag (DHS) bis zur Konfliktlösung (meine Geld- bzw. Ethikentdeckung) auch genau ein Jahr gedauert hatte! Ich mache nun ein Krafttraining, um Muskelungleichgewichte und Schwachheiten zu überwinden. Meine Blutwerte sind wieder im Normbereich.

Wie bereits erwähnt, lösten sich die Konflikte mit meinem Freund biologisch - und dies mit all ihren Heilungssymptomen. Doch als ich noch mehr ins Verzeihen ging, ging auch mein Freund. Er meldete sich in einem kurzen Telefongespräch ab und sagte, er zöge in eine andere Stadt. Nun konnte es keine persönliche Begegnung mehr geben, und die Gefahr neuer direkter Attacken war gebannt - anders als bei einer zufälligen Begegnung im Oktober 2008, als ich mit meiner Verzeihensarbeit noch nicht so weit gediehen war wie jetzt. Aber ich erkannte auch, was mir noch zum Heilsein fehlte. Mein biologisches Wesen in mir dachte wohl, er müsse ganz verschwinden, was nun geschehen war. So ging ich noch einmal in eine Heilphasensymptomatik. Das ist natürlich keine Lösung im Sinne der fünf geistigen Gesetze, weil unsere Beziehung nicht wirklich bereinigt ist. An dieser Stelle habe ich noch nicht das Ziel erreicht. Dementsprechend - das besagen die geistigen Gesetze - muss ich die Vertreter der Schulmedizin und auch die Medizinethiker der Uni Tübingen, an die mein Gutachten gerichtet war, verstehen, dass sie mich und mein Gutachten lieber ganz verbannen würden. Ich wünsche mir - allerdings ganz "zögerlich" -, sie könnten mit mir und ich mit ihnen auf einer neuen Basis miteinander über Medizin und Ethik sprechen. Bis es soweit ist, werde ich meine Heilphase beenden, damit auch mein Selbstwert steigt bzw. ich gerüstet bin. Und ich wünsche dies von ganzem Herzen auch jedem Schulmediziner und jedem Vertreter dieser Medizin.

Zu den geistigen Gesetzen

Nachdem ich die geistigen Gesetze verstanden hatte, stellte sich mir vieles anders dar als zuvor. Ich erkannte, was ich getan hatte, insbesondere hinsichtlich meines Gutachtens, der Stellungnahme zur Stellungnahme und nicht zuletzt der Tübinger Rede, also generell hinsichtlich meiner Aussagen und der zugehörigen Gefühlslage den Medizinern und Medizin-Ethikern gegenüber. Ich habe erkannt, dass es falsch und gefährlich ist, zu urteilen und ohne Mitgefühl in einer Konfliktsituation dem Täter oder Opfer ebenfalls einen Konflikt zu verpassen. Dennoch gilt es, die Situation klar zu verstehen! Ich weiß: Wenn ich als Täter einen Menschen in eine Konfliktsituation dränge und dabei und auch danach kein Mitgefühl habe für seine Situation als Opfer, dann werde ich bald selbst durch einen mich treffenden Konfliktschock zwangsweise in die Lage versetzt, genau dieses, die Opfersituation, nachzuempfinden.

Deshalb: Ich möchte mich - ganz offiziell und öffentlich - bei allen Medizinern und Medizin-Ethikern entschuldigen, die sich durch meine harten und ohne Mitgefühl geschriebenen bzw. gesprochenen Worte verletzt gefühlt haben. Ich habe selbst durch meinen Studenten erfahren dürfen, wie es ist, sein Revier zu verlieren, einen Selbstwerteinbruch zu erleiden und dann daran zu erkranken. All dies war Folge meines eigenen Verhaltens H. (der mit mir befreundeten Ärztin) und den anderen Ärzten gegenüber, war Folge meines Gutachtens, der Stellungnahme zur Stellungnahme und meiner Tübinger Rede. - Dennoch: Ich stehe dazu, dass sich im Gesundheitssystem grundlegend etwas ändern muss und die Erkenntnisse von Dr. Hamer bei diesen Veränderungen die entscheidende Rolle werden spielen müssen.

Wir sollten uns selbst und allen anderen Menschen, da wir ja biologische und geistige Wesen sind, stets mit großem Respekt und bedingungsloser Liebe begegnen. Und so verhalte ich mich nun auch gegenüber den Ärzten und bin für alle Gespräche offen. Ich sehe, weiß und habe es auch erlebt, was "Schulmediziner" können (und auch nicht können), und das ist Grund genug, miteinander zu sprechen. Mein Ziel und meine Hoffnung ist, dass sich der Konflikt zwischen Dr. Hamer und den Schulmedizinern löst - und dies in Erkenntnis und Anwendung der geistigen Gesetze und in bedingungsloser Liebe auch dem scheinbaren Feind gegenüber. Dies ist keine leicht zu lösende Aufgabe.

Wir können alle dazu beitragen, dass eine große Umwälzung in der Medizin möglich wird. Eine Umwälzung, bei der es keine Verlierer, sondern nur Gewinner gibt.

Prof. Dr. Hans-Ulrich Niemitz

★ ★ ★ ★ ★

Schlusswort

Ich hoffe, ich konnte Ihnen mit meinen Ausführungen und Fallbeispielen die geistigen Gesetze näher bringen.

> *Mk (4,13-20)*
> *Jesus erklärt das Gleichnis vom Sämann*
> *Jesus fragte sie: "Versteht ihr dieses Gleichnis denn nicht? Wie wollt ihr dann all die anderen Gleichnisse verstehen? Der Sämann sät die Botschaft Gottes aus. Manchmal fallen die Worte auf den Weg. So ist es bei den Menschen, die die Botschaft zwar hören, aber dann kommt sofort der Satan und reißt alles aus, was in sie gesät wurde. Bei anderen ist es wie bei dem Samen, der auf felsigen Grund fällt. Sie hören die gute Nachricht und nehmen sie sogleich mit Freuden an; aber sie kann in ihnen keine Wurzeln schlagen, weil diese Leute unbeständig sind. Wenn sie der Botschaft wegen in Schwierigkeiten geraten oder verfolgt werden, werden sie gleich an ihr irre. Bei anderen ist es wie bei dem Samen, der in das Dornengestrüpp fällt. Sie hören zwar die gute Nachricht, aber sie verlieren sich in ihren Alltagssorgen, lassen sich vom Reichtum verführen und leben nur für ihre Wünsche. Dadurch wird die Botschaft erstickt und bleibt wirkungslos. Bei anderen schließlich ist es wie bei dem Samen, der auf guten Boden fällt. Sie hören die Botschaft Gottes, nehmen sie an und bringen Frucht, manche dreißigfach, andere sechzigfach, wieder andere hundertfach."*

Sie können nur für sich selbst entscheiden, in Zukunft mit Respekt und Mitgefühl an die Menschen heranzutreten. Jeder ist für sich selbst verantwortlich. Nichts von den eigenen Taten geht verloren. Wenn

Sie andere verurteilen und sie ohne Mitgefühl in eine Konfliktsituation bringen oder sich selbst in Schuldgefühlen baden, schaffen Sie sich Ihre eigene krankhafte und leidvolle Zukunft. Die Verantwortung trägt jeder für sich selbst.

Kommen Sie in eine Konfliktsituation, dann denken Sie positiv, nehmen Sie die Medizin der bedingungslosen Liebe durch die andere Person an. Klären Sie Ihre zwischenmenschliche Beziehung. Wenn Ihre innere Haltung in der Konfliktsituation ein Nein ist und Sie vor Ablehnung innerlich kochen, dann setzen Sie für Sie unglückliche körperliche Veränderungen in Gang. Nehmen Sie aber das Konfliktgeschehen als positive Herausforderung an, und wenden Sie die geistigen Gesetze an, dann nutzen Sie Ihre Energie zur Ausschüttung von Glückshormonen. Ihr Körper wird es Ihnen mit Gesundheit danken. Lachen Sie öfter einmal über die Ereignisse, die Sie sich selbst kreiert haben, und lernen Sie daraus. Und die nach oben gezogenen Mundwinkel stehen Ihnen sicher auch besser.

Es tut mir leid, wenn Sie sich durch meine Ausführungen vielleicht einen Konflikt zugezogen haben. Ich möchte mich im Voraus dafür entschuldigen. Nutzen Sie das in diesem Buch Gelernte in Ihrer Weise, und filtern Sie das für Sie Wesentliche heraus. Daneben könnten Sie sich überlegen, warum Sie das Gesagte trifft - und auf welcher Ebene.

Die fünf Biologischen Naturgesetze sollten an den Universitäten gelehrt werden, und über sie und auch über die geistigen Gesetze sollte dort geforscht werden. Denn obwohl die Schulmedizin bereits auf eine lange, erfolgreiche Forschungsgeschichte zurückblicken kann, ist sie und damit auch wir im Verständnis des Biologischen und Seelisch-Menschlichen noch nicht sehr weit entwickelt. Bei vielen Völkern, wie z. B. auf den Philippinen und auf Hawaii, sind die Rituale der Vergebung dagegen bereits eine Selbstverständlichkeit.

In Nordirland an der Stanford-Universität lehrt der Direktor des "Forgiveness-Projects", Fred Luskin, Vergebung. Warum starten nicht auch unsere Universitäten Vergebungsprojekte? Nun: Bis es soweit ist, können Sie Ihr eigenes kleines Vergebungsprojekt starten, denn auch in Deutschland gibt es viel zu vergeben. Oder? Und mit den geistigen Gesetzen im Sinne der "Medizin bedingungsloser Liebe" sind wir sogar noch einen Schritt weiter als die Forscher in Stanford.

Viele Autoren haben schon über Vergebung oder andere "geistige" Therapiemethoden geschrieben, aber sie schreiben auch von dem "bösen" Krebs. Das deutet darauf hin, dass sie die Biologischen Naturgesetze noch nicht kennen.

Mit verschiedenen Therapien, so auch mit der Vergebung, kann man die Menschen jedoch in die Heilungsphase eines biologischen Konfliktes bringen. Wie wir wissen, kommt es in der Heilungsphase zu mehr oder weniger heftigen körperlichen Symptomen, die auch ihren Sinn haben. In Unkenntnis der Biologischen Naturgesetze könnte es sein, dass Sie oder Ihr Therapeut einerseits den Zusammenhang der Therapie mit den Symptomen gar nicht in Verbindung bringen und andererseits diese Symptome falsch interpretieren und damit auch falsche Therapieentscheidungen treffen. Jede Konfliktlösung - und diese kann durch eine Vergebung ausgelöst werden - sollte medizinisch und wenn möglich gemäß den fünf Biologischen Naturgesetzen überwacht werden.

Ich konnte das Gut-Böse-Schema für das Biologische überwinden, weil ich die fünf Biologischen Naturgesetze kennen gelernt und gesehen habe, dass sie sich in der Praxis bewährt haben. Und ich bin dabei, das Gut-Böse-Schema für das Geistige zu überwinden, weil ich durch die Lebens-Impuls-Begleitung erkannt habe, dass mein Gegenüber mein Spiegel ist, dass durch ihn die bedingungslose Liebe wirkt und er daher nicht das Böse sein kann.

Ich habe die Verbindung zwischen dem Geistigen und dem Biologischen über die Genauigkeit des Urteils von Ereignissen hergestellt, womit man in die Lage versetzt wird, das Geistige noch besser präzisieren und verstehen zu können. Denn mit Hilfe der Biologischen Naturgesetze erkennt man, dass auch in jedem biologischen Ablauf ein tieferer Sinn verborgen liegt - auch im so genannten Krebsgeschehen. Erkennen Sie für sich, in welchem Gut-Böse-Schema Sie oder Ihr Therapeut noch stecken, und machen Sie sich liebevoll gegenseitig darauf aufmerksam. Wir alle dürfen umdenken, lernen - und ab und an auch einmal an dieser oder jener Stelle rückfällig werden.

Ich behaupte nicht, dass der Weg über die geistigen Gesetze der einzige ist, um gesund zu werden. Viele Aspekte spielen eine Rolle, wie die Ernährung, Umwelteinflüsse, ein gesunder Schlafplatz, lebendiges Wasser oder vieles mehr. Vor allem in der Heilphase kann der Körper überfordert sein, so dass er sich nicht mehr selbst regulieren kann. Finden Sie Ihren eigenen Weg. Die geistigen Gesetze sind lediglich ein Angebot, niemand zwingt Sie zu diesem Weg. Jeder sucht sich die Art der Heilung aus, zu der er momentan bereit ist; sie entspricht seinem Entwicklungsstand.

Es gibt Menschen, die brauchen eine "schwere Medizin", um das scheinbar "Böse" in sich austreiben zu lassen. Anderen wiederum hilft die Germanische Neue Medizin von Dr. Hamer, um das Innere als sinnvoll und biologisch zu erkennen und um das scheinbar "Böse" im Außen auszutreiben. Und wieder andere nutzen die fünf Biologischen Naturgesetze von Dr. Hamer, um das Innere als sinnvoll und biologisch zu erkenne und die fünf geistigen Gesetze, um das Äußere als sinnvoll und geistig zu erkennen. Der Rest schließlich braucht wiederum etwas ganz anderes.

Gehen Sie nicht mit Scheuklappen durchs Leben, sondern schauen Sie bitte auch nach rechts und links - und vor allem nach vorn. Nehmen Sie die Geschenke von "oben" an.

Danksagung

Ich danke ...

... meiner geliebten Mutter. Ich danke dir von ganzem Herzen für deine Liebe. Durch dich wollte ich wissen, warum man an Krebs erkrankt, und ich hoffe, ich kann dadurch auch anderen Menschen weiterhelfen.

... Dr. Ryke Geerd Hamer, dass ich Sie kennen lernen durfte. Durch Sie durfte ich lernen, dass die Medizin auch eine Naturwissenschaft ist. Durch Sie habe ich meine Angst vor Krebs verloren. Ich hatte das Glück, mehrmals persönlich Ihre Menschlichkeit, Wärme, Liebe und Herzlichkeit in Gespräch und Therapie kennen zu lernen. Ich konnte mit und durch Sie meine biologischen Konflikte erkennen und in Lösung bringen. Danke Dr. Ryke Geerd Hamer, dass Sie so sind, wie Sie sind.

... Gabriele Weck. Danke, dass du mir immer eine wundervolle Freundin und Lehrerin warst sowie bist und mich die Kraft der Vergebung und die Spiegelung gelehrt hast.

... Hans-Ulrich Niemitz. Danke für deine Mithilfe, für die Überarbeitung des Buches und die vielen Gespräche und Anregungen, welche mir Kraft gegeben haben, dieses Buch zu schreiben.

... Gisela und Wolfgang Bender für ihre wundervolle Hilfe bei der Überarbeitung des Buches.

... meiner Tochter Nina, meiner Familie, meinen Freundinnen und Freunden.

... meinen Patienten und Schülern. Ohne Erstere wäre ich wahrscheinlich nicht auf die geistigen Gesetze gestoßen. Danke, dass ihr die geistigen Gesetze schätzen gelernt habt, sie praktiziert und weitergebt. Danke für die Genehmigung, eure Geschichten abdrucken zu dürfen.

... den Menschen, die mir in meinem Leben begegnet sind und mir einen Impuls zu meinem Wachstum gegeben haben und noch geben werden.

Last but not least gilt mein Dank dem Verlag, seinen Chefs Manfred und Stefan Huber, Frau Schüller und meiner Lektorin Isabelle Wolf. Alle haben das Thema sehr ernst genommen, an mein Buch geglaubt und immer wieder dafür gesorgt, dass heikle Passagen objektiv blieben. Wir haben uns, wie es ja auch sein soll, gemeinsam am Thema des Urteilens mit Hilfe der fünf geistigen Gesetze weiterentwickelt.

DANKE, DASS ES EUCH ALLE GIBT!

Literatur

Besser-Siegmund, Cora und Siegmund, Harry: Erfolge bewegen - Coach Limbic. Junfermannverlag, 2005

Besser-Siegmund, Cora und Siegmund, Harry: EMDR im Coaching. Junfermannverlag, 2005

Deutsche Bibelgesellschaft: Gute Nachricht erklärt. Verlag Katholisches Bibelwerk, 1990

Franke, Rainer und Schlieske, Ingrid: Klopfen Sie sich frei. BIO Ritter Verlag, 2005

Hamer, Ryke Geerd: Vermächtnis einer Neuen Medizin (Bd. 1+2). Amici di Dirk Verlag, 1999

Hamer, Ryke Geerd: Wissenschaftliche Tabelle der Germanischen Neuen Medizin. Amici di Dirk Verlag, 2006

Hamer, Ryke Geerd: Krebs und alle so genannten Krankheiten. Amici di Dirk Verlag, 2004

Hamer, Ryke Geerd: Kurzfassung der Neuen Medizin, Die Habilitationsschrift Dr. Hamers. Amici di Dirk Verlag, 2000

Hamer, Ryke Geerd: Celler Dokumentation. Amici di Dirk Verlag, 1994

Jampolsky, G. Gerald: Verzeihen ist die größte Heilung. Heyne Verlag, 2005

Kössner, Christa: Die Spiegelgesetz-Methode. Ennsthaler Verlag, 2003

Luskin, Fred: Die Kunst zu verzeihen. mvg Verlag, 2003

Mambretti, Georgio und Seraphin, Jean: Die Medizin auf den Kopf gestellt. Silberschnur Verlag, 2007

Stolp, Hans: Die erlösende Kraft des Verzeihens. Aquamarin Verlag, 2005

Tipping, C. Colin: Ich vergebe. J. Kamphausen Verlag, 2006

Weck, Gabriele: Lebens-Impuls-Begleitung. Edition Sonnenklar Verlag, 2009

Internetquellen

www.exilclub.de/html/30_projekte/32_projekte_02/biografien/mandela (vom 17.10.2007)

www.lebensimpulse.de (vom 15.1.2009)

http://www.neue-medizin.de/html/5_naturgesetze.html (vom 15.1.2009)

www.wikipedia.org/wiki/Liebe (vom 22.3.2009)

Abkürzungsverzeichnis

CCT	Schädel-Computertomografie
CL	Conflictolyse (Konfliktlösung)
CT	Computertomografie
DHS	Dirk-Hamer-Syndrom
EK	Epileptoide Krise
GNM	Germanische Neue Medizin
HH	Hamerscher Herd
LIB	Lebens-Impuls-Begleitung
LW	Lagewechsel
NM	Neue Medizin
NMP	Nelson-Mandela-Punkt
PVS	Prinz-von-Syndrom
RW	Richtungswechsel
SBS	Sinnvolles Biologisches Sonderprogramm
SGS	Sinnvolles Geistiges Sonderprogramm
TE	Traumatisches Ereignis
VZR	Verzeihensritual

Über die Autorin

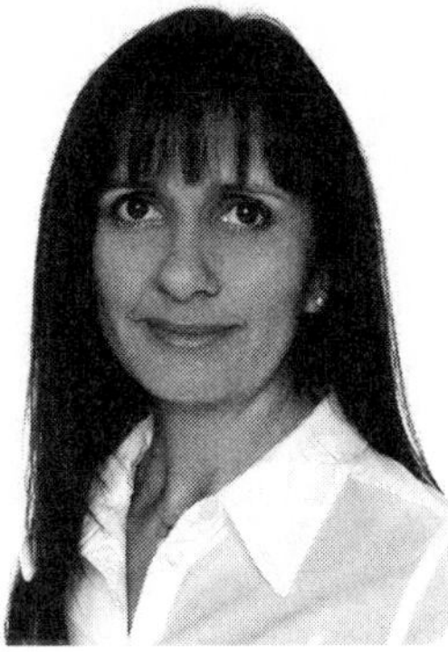

Marion Kohn ist Heilpraktikerin und sie kam über den Umweg als Informatikerin zu diesem Beruf. Das strukturierte Denken, das Halten an Naturgesetze, den Fehler finden im Programm - genau das ist die Grundlage ihrer heutigen Arbeit. Der Krebstod ihrer geliebten Mutter war Anlass, Heilpraktikerin zu werden und die Ursache von Krankheit herauszufinden. So entdeckte sie die geistigen Gesetze, die im Sinne der bedingungslosen Liebe das Verzeihen verlangen, um gesund zu werden.

www.marionkohn.de

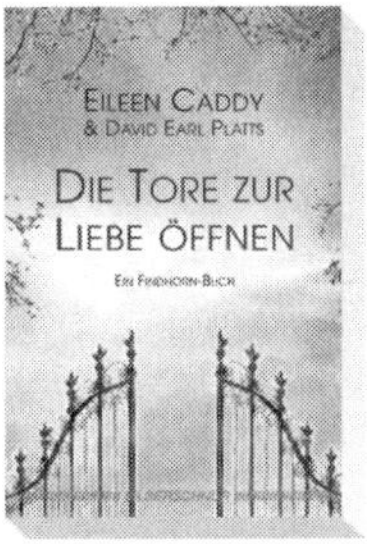

232 Seiten, broschiert,
mit Klappe
ISBN 978-3-89845-288-5
€ [D] 14,90

Eileen Caddy & David Earl Platts

Die Tore zur Liebe öffnen

Ein Findhorn-Buch

Können wir lernen zu lieben? Oder müssen wir nur warten – und es geschieht von selbst?
Wir alle sind mit der Fähigkeit geboren, uns selbst und andere zu lieben. Schmerzvolle Erfahrungen haben jedoch dafür gesorgt, dass viele von uns innere Schutzwälle errichtet und Ängste, Überzeugungen und Verhaltensweisen entwickelt haben, um diese inneren Barrieren aufrechtzuerhalten. Die wichtigste Lektion im Leben ist es daher, wieder lieben zu lernen ...
Dieses Buch lädt Sie ein, die freie Entscheidung zu treffen, mehr Liebe in Ihr Leben zu bringen, und es hilft Ihnen, diese Entscheidung Schritt für Schritt klar und entschlossen umzusetzen.

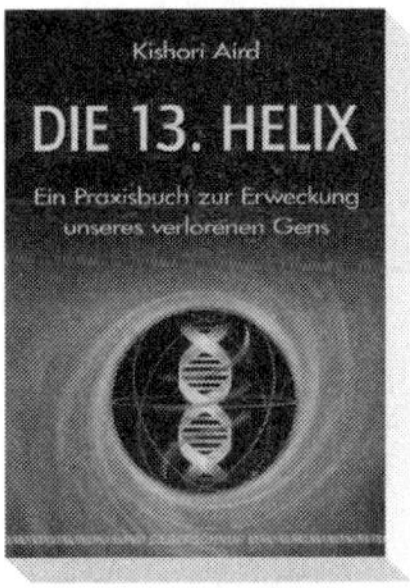

328 Seiten, broschiert,
ISBN 978-3-89845-290-8
€ [D] 18,90

Kishori Aird

Die 13. Helix

Ein Praxisbuch zur Erweckung unseres verlorenen Gens

Wenn Sie bisher geglaubt haben, die Möglichkeit, den genetischen Code zu beeinflussen, wäre allein der Wissenschaft vorbehalten, dann irren Sie sich:
Wussten Sie, dass

- die DNA über ein schwingendes, elektromagnetisches Feld verfügt, das auf unsere Gedanken und Gefühle reagiert?
- die DNA nicht nur zwei, sondern vielmehr 13 Stränge aufweist, die alle aktiviert und genutzt werden können?

Sie lernen, wie Sie selbst Ihren genetischen Code so verändern können, dass Sie lang ersehnte Ziele wie Gesundheit, Jugendlichkeit, innere Balance oder auch Selbstvertrauen mühelos erreichen.

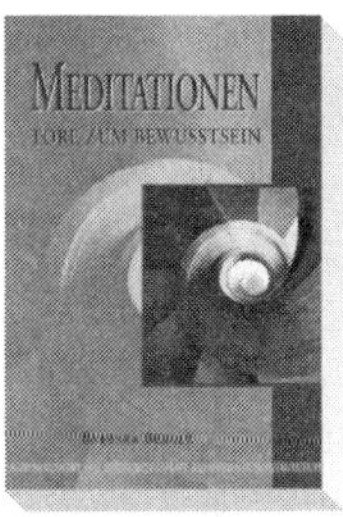

160 Seiten, broschiert,
ISBN 978-3-89845-292-2
€ [D] 6,95

Barbara Berger

Meditationen

Tore zum Bewusstsein

Verschiedene Wege führen zur Erfahrung von glückseligen, erweiterten Bewusstseinszuständen, jener globalen Revolution, die in unserer Zeit stattfindet. Ein einfacher Weg zu diesem höheren Bewusstsein sind die Meditationen von Barbara Berger.
Die Bestseller-Autorin vermittelt fundiert und immer leicht nachvollziehbar verschiedene Meditationsformen. In gewohnt unkomplizierter Art erklärt sie neben praktischen Übungen auch die Stolpersteine, die eine erfolgreiche Meditation verhindern können. Den Meditierenden erwartet u. a., wie der Verstand, die ewige "Quasselstrippe", beruhigt werden kann, wie man besser schläft, jünger aussieht oder effektiver arbeiten kann ...

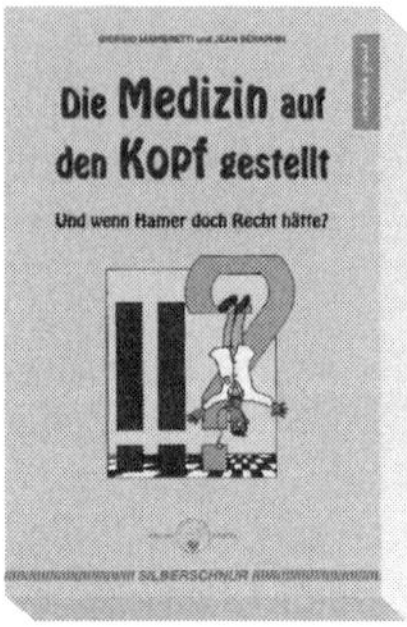

138 Seiten, broschiert
ISBN 978-3-89845-195-6
€ [D] 13,00

Giorgio Mambretti & Jean Séraphin

Die Medizin auf den Kopf gestellt

Und wenn Hamer doch Recht hätte?

Der deutsche Arzt, Onkologe und Forscher Dr. Hamer, den die Kranken bejubeln und die Ärztekammern bekämpfen, der mit dem Ehrendoktor der Medizin in einigen Ländern ausgezeichnet und in anderen gerichtlich verfolgt wurde, kämpft gegen die Interessen der großen Pharmakonzerne und für eine menschliche Medizin.
Seine Heilerfolge bei Degenerationskrankheiten sind beeindruckend und können das gesamte Gedankengebäude der klassischen Schulmedizin ins Wanken bringen.
Hat Dr. Hamer vielleicht doch Recht? Dieses engagierte und deutliche Buch zweier Autoren, die sich seit Jahren eingehend mit seiner Methode beschäftigt haben, liefert hier Erklärungen und Antworten.

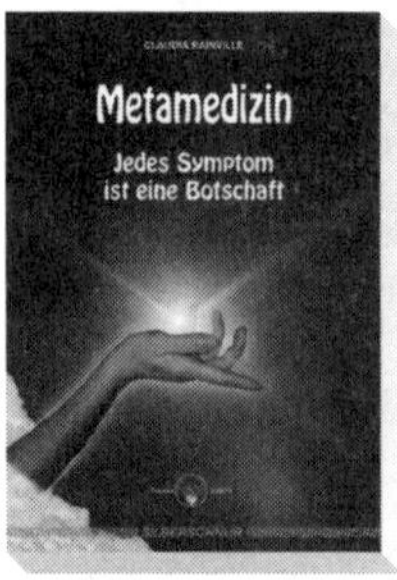

498 Seiten, broschiert
ISBN 978-3-89845-196-3
€ [D] 24,90

Claudia Rainville

Metamedizin

Jedes Symptom ist eine Botschaft

Warum bin ich krank? – Dieser Frage geht die Autorin in diesem umfangreich dokumentierten Buch nach und kommt zu dem einfachen, aber weit reichenden Schluss, dass die Symptome einer Krankheit als Botschaften des Körpers zu verstehen sind. Dank der vielen Fallbeispiele aus ihrer über zwanzigjährigen Forschungs- und Therapiearbeit liest sich dieses Buch wie eine spannende Dokumentation zum Thema Gesundheit.

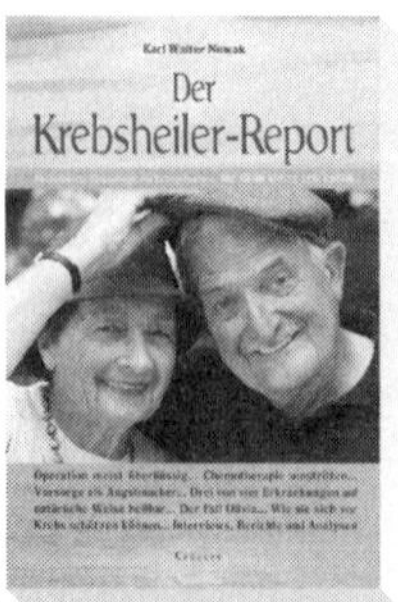

192 Seiten, broschiert
mit sw-Abbildungen
ISBN 978-3-937464-07-7
€ [D] 12,90

Karl Walter Nowak

Der Krebsheiler-Report

Aktualisierte Neuauflage des Erfolgsbuches:
»Nie mehr Angst vor Krebs«

Drei Jahre lang hat der in Wien geborene Autor Karl Walter Nowak recherchiert, er hat unzählige Ärzte und deren Patienten befragt und ihre Heilungsberichte aufgezeichnet.

Nur in diesem Buch steht: • weshalb die Diagnose »Krebs« oft irreführend ist • warum drei von vier Krebsgeschehen harmlos sind • wie die Heilung auf natürliche Weise vor sich geht • und wie Sie sich am besten schützen können.

Wer dieses Buch gelesen hat, braucht vor Krebs keine Angst mehr zu haben!

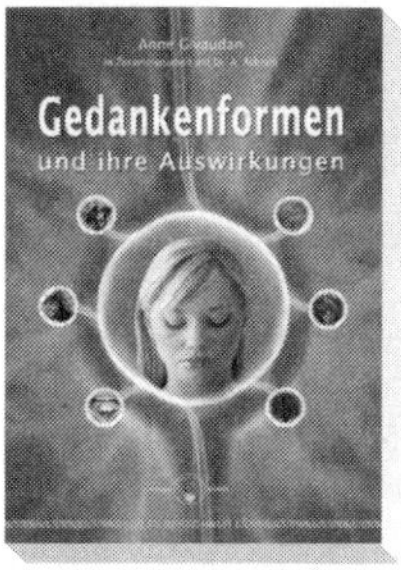

208 Seiten, mit 8 farbigen Seiten, broschiert
ISBN 978-3-89845-237-3
€ [D] 14,90

Anne Givaudan & Dr. med. Antoine Achram

Gedankenformen und ihre Auswirkungen

Eines der revolutionärsten Bücher zum Thema Gedankenkraft! Die Autorin macht eindringlich klar, wie eine Gedankenform funktioniert, wie sie entsteht und wie sie wirkt, insbesondere aber, wie wir ihren Einfluss auf uns mindern können.
Gedankenformen können uns ersticken oder uns dynamisieren – sie erkennen und sich ihrer Rolle bewusst zu werden, das ist der erste Schritt zu einer wahren »Transformation«; diesen Schritt nun erleichtert dieses Buch mit seinen umfassenden und doch verständlichen Erläuterungen.

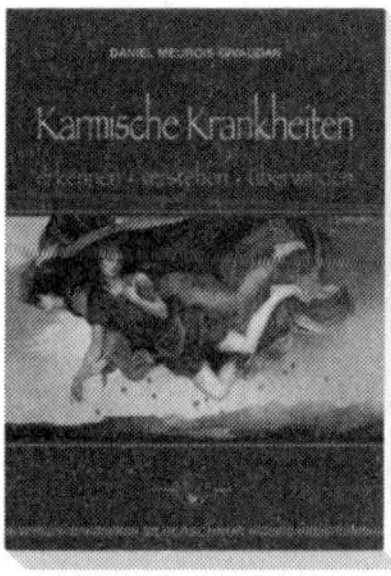

144 Seiten, broschiert
ISBN 978-3-89845-193-2
€ [D] 12,90

Daniel Meurois-Givaudan

Karmische Krankheiten

erkennen – verstehen – überwinden

Dieses in seiner Art einmalige Buch versteht den Menschen als eine Folge von verschiedenen Reinkarnationen, wobei jede unterschiedliche Spuren hinterlassen hat, die sich im jetzigen Leben als Krankheit manifestieren können und die die traditionelle Medizin weder verstehen noch heilen kann. Ein erfahrener Therapeut mit medialen Fähigkeiten und einem tiefen Verständnis des Menschseins vermittelt hier einen einmaligen Einblick in die Komplexität von Krankheiten.

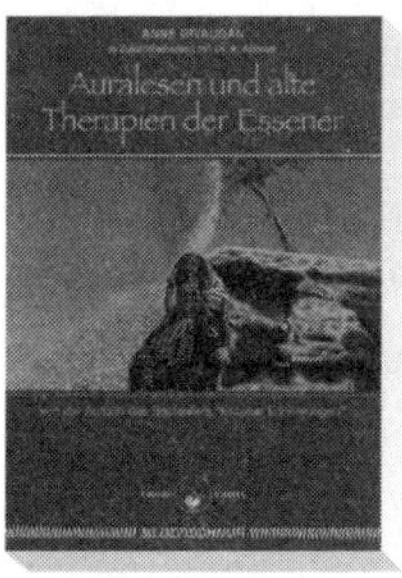

238 Seiten, broschiert
ISBN 978-3-89845-194-9
€ [D] 13,90

Anne Meurois-Givaudan & Dr. med. Antoine Achram

Auralesen und alte Therapien der Essener

Von der Autorin des Bestsellers »Essener Erinnerungen«

Wenige Bücher über das Thema Heilen gehen so weit wie dieses im Bezug auf das Verständnis von Krankheiten, denn hier werden diese als eine Reaktion auf feinstofflicher Ebene interpretiert und auch auf dieser behandelt – ein bemerkenswerter Ansatz zum Verständnis der energetischen Medizin. Eine interessante Einführung in eine vergessene Heiltechnik, die von der Autorin seit vielen Jahren mit großem Erfolg angewandt wird.

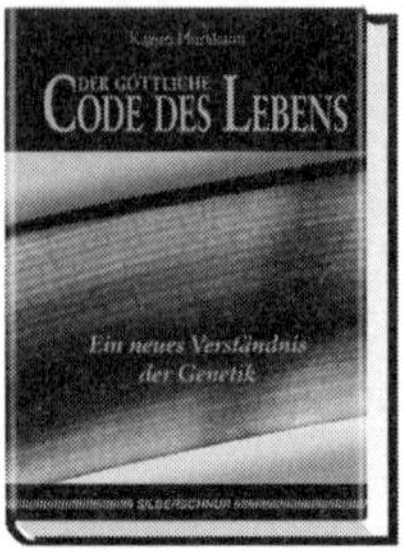

152 Seiten, gebunden
ISBN 978-3-89845-226-7
€ [D] 14,90

Kazuo Murakami

Der göttliche Code des Lebens

Ein neues Verständnis der Genetik

Dieses in viele Sprachen übersetzte Buch ist einer der besten Beiträge zur Frage der Interaktion zwischen Genen, Umwelt und Bewusstsein. Der japanische Biowissenschaftler Murakami geht der Frage nach, ob positive Gefühle Gene aktivieren können oder, anders ausgedrückt, ob der Geist etwas mit dem körperlichen Wohlbefinden zu tun hat. Glück, Freude, Inspiration oder Dankbarkeit können nützliche Gene aktivieren – das ist das Ergebnis der Forschungen dieses Genetikers, der seine Erkenntnisse in diesem Buch in klarer und allgemeinverständlicher Form darlegt – und so endlich der weit verbreiteten These, das Schicksal sei bereits im Genom festgelegt, eine deutliche Absage erteilt.

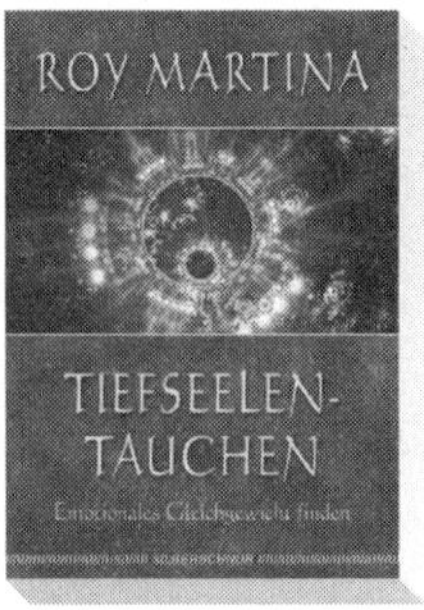

456 Seiten, broschiert,
mit Illustrationen
ISBN 978-3-89845-215-1
€ [D] 18,90

Roy Martina

Tiefseelentauchen

Emotionales Gleichgewicht finden

Roy Martina ist holistischer Arzt, Autor, Ω(Omega)-NEI-Health-Coaching-Gründer, präventiver Health Coach und Trainer. In dem Folgeband zu seinem Bestseller »Emotionale Balance« überrascht Roy Martina aufs Neue, indem er Einblick in die Reise unserer Seele bietet.

Dieses vollständige Konzept umfasst Themen wie:

- die Programmierung unseres Verstandes
- die Heilung der Seele: von der Verletzlichkeit zur inneren Kraft
- im Hier und Jetzt ist alles perfekt ...

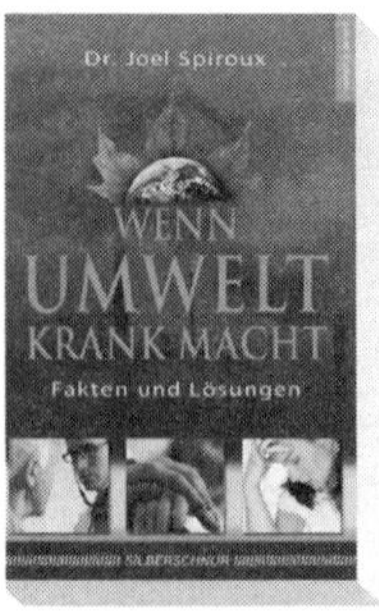

248 Seiten, broschiert
ISBN 978-3-89845-244-1
€ [D] 18,90

Dr. med. Joël Spiroux

Wenn Umwelt krank macht

Fakten und Lösungen

Fast jede Woche rieseln Hiobsbotschaften aus den Medien: Tanker verliert Tonnen an Rohöl, Asbestverseuchung in öffentlichen Gebäuden, erhöhter Dioxinausstoß in Kühlanlagen ... usw., um dann sofort hinzuzufügen, dass natürlich für den Menschen keine Gefahr bestehe!

Der Arzt Dr. Joël Spiroux wird täglich mit pathologischen Krankheitserscheinungen konfrontiert, die er auf eine immer mehr mit Schadstoffen belastete Umwelt zurückführt. In diesem informativen und gut dokumentierten Buch geht er der Frage nach, warum es zu immer mehr Allergien, häufigeren Krebserkrankungen oder hormonalen Störungen kommt.

Er will aufrütteln, aber nicht anklagen,denn für diesen Arzt, der Mensch und Umwelt gleichermaßen liebt, gibt es nur ein Ziel: in einem feindlichen Umfeld gesund bleiben!